本套丛书由
中社社会工作发展基金会
支持出版

优秀社会工作案例丛书

丛书主编　赵蓬奇　魏　爽
本书主编　曹晓鸥　古淑青

医务社会工作
案例评析

YIWU SHEHUI GONGZUO
ANLIPINGXI

中国社会出版社

国家一级出版社·全国百佳图书出版单位

图书在版编目（CIP）数据

医务社会工作案例评析／曹晓鸥，古淑青主编．
—北京：中国社会出版社，2016.11
（优秀社会工作案例丛书）
ISBN 978 - 7 - 5087 - 5464 - 2

Ⅰ.①医… Ⅱ.①曹… ②古… Ⅲ.①医学—社会
工作—案例—中国 Ⅳ.①R199.2

中国版本图书馆 CIP 数据核字（2016）第 248907 号

丛 书 名：优秀社会工作案例丛书
丛 书 主 编：赵蓬奇 魏 爽
书 名：医务社会工作案例评析
主 编：曹晓鸥 古淑青

出 版 人：浦善新
终 审 人：胡晓明
责 任 编 辑：杨 晖 张 杰 孙武斌 责任校对：高 文

出 版 发 行：中国社会出版社 邮政编码：100032
通 联 方 法：北京市西城区二龙路甲 33 号
电 话：编辑室：(010) 58124853 58124815
销售部：(010) 58124841 58124839
(010) 58124842 58124852
网 址：www. shcbs. com. cn
shcbs. mca. gov. cn
经 销：各地新华书店

中国社会出版社天猫旗舰店

印 刷 装 订：中国电影出版社印刷厂
开 本：170mm×240mm 1/16
印 张：12
字 数：180 千字
版 次：2017 年 1 月第 1 版
印 次：2017 年 1 月第 1 次印刷
定 价：32.00 元

中国社会出版社微信公众号

总　序

　　案例，是社会工作者用生命影响生命的文字记录，是受助者回归社会、找回自己的心路历程。十年来，我国广大的社会工作者在实践中借鉴发达国家和地区的先进经验，结合我国实际，在扶贫、济困、扶老、救孤以及城乡社区服务方面创造出了许多本土的社会工作方法，取得了较好的服务效果，同时也积累了丰富的本土经验。

　　截至目前，"全国优秀社会工作案例"评选活动已举办三届，共评选出优秀社会工作案例200多个。本套丛书的案例基本是从其中精选而来，这些案例鲜活、真实、实用、具体，涉及广泛的社会工作服务对象以及众多实务领域，从中也能看出我国社会工作实务领域的发展趋势，社会工作的春天已经来临。

　　矫正社会工作发展迅猛。当前我国的矫正社会工作主要集中在社区矫正领域，主要为司法体系规定的社区矫正对象和刑满释放人员提供专业服务。另外，随着相关禁毒戒毒法律法规的颁布实施，我国的戒毒工作开始向以社区为主导的康复模式转变，为社会工作介入社区戒毒领域提供了广阔的平台。目前，各地的戒毒社会工作者正在逐步尝试运用社会工作的专业理念、方法与技巧，为社区康复与戒毒人员提供专业的社会工作服务，使戒毒社会工作得以迅速发展。

　　医务社会工作专业化水平不断提高。在医务社会工作中，医务社会工作者与医生、社区工作者、患者家属及患者本人组成一个团队，他们相互配合，共同为处于康复期的疾病患者提供愈后服务与援助。由于医务社会工作者需要处理服务对象的身体疾病引发的心理问题及生活境遇引发的危机状况等一系列问题，任务艰巨且需要探索的领域

1

难度较大，这些对社会工作者的职业胜任能力提出了极大的挑战，医务社会工作者的专业化水平也在实践中得以不断提升。

家庭社会工作需求缺口大。近年来，一大批专门为家庭提供服务的社会服务机构应运而生，从业人员多由专业社会工作者担任，针对性地开展了大量行之有效的工作。家庭社会工作案例涉及亲子冲突、家庭矛盾、青春期教育、外来媳妇、空巢老人、单亲家庭、再婚家庭、多重困境家庭、病患家庭、涉外送养等社会热点，服务范围已经突破了传统的工作领域，服务内容包括家庭关系咨询、婚姻辅导、教育方案制定、就业协助、经济补助、住所及食物提供等。随着家庭结构和家庭问题的多元化变迁，家庭社会工作的需求缺口会越来越大。

青少年社会工作始终是最受关注的领域之一。青少年社会工作案例涉及青少年心理健康、厌学、网瘾、婚恋、犯罪、社会参与等一系列问题，服务过程以多种理论为依据，分析问题，评估需求，继而开展针对性的服务。服务内容包含情绪管理、自我认知、同辈关系、潜能挖掘、能力提升、社会适应、资源链接等。我们欣喜地看到，广大青少年社会工作者不仅具备扎实的社会工作理论知识，精通实务技术，而且能够秉承社会工作的专业价值理念，在助人工作中给予青少年充分的尊重、接纳与理解，成为了青少年成长路上的知心人与引行者。

儿童社会工作服务对象的涵盖面较宽。儿童社会工作案例涉及困境儿童、残疾儿童、流动儿童、寄养儿童、留守儿童、失学儿童等，其中最引人注目的是农村留守儿童问题。从案例来源统计发现，我国当前的儿童社会工作主要针对的是城市中的困境儿童，对于广大农村中的留守儿童和失学儿童所提供的专业服务则少之又少，需要儿童社会工作者给予高度的关注。

老年服务需求持续升温。老年社会工作案例涉及失独、失智、失能、孤寡、空巢、"三无"等老人问题，相应的工作方法包括个案工作和小组工作，如老人与子女关系协调的个案、失独老人互助小组。其中，老年危机干预以及老年人生命教育等针对性强、难度较高的老年社会工作方法近年来在老年丧偶危机干预、老年临终关怀等方面得到越来越多的运用。可以预见，未来很长一段时期，随着我国养老政策的逐步完善，老年社会工作将在为老服务方面大有可为。

本套丛书坚持理论和实务相结合、专业化与本土化相结合的原则，充分展现了广大的一线社会工作者坚守"助人自助"的社会工作理念、恪守科学有效的社会工作方法，从而实现服务对象和社会工作者共同成长的工作过程。整理、分析这些具体案例，可以发现，现阶段社会工作实务操作过程中呈现出一些特征：

接案过程注重专业关系的建立，更有"人情味儿"。虽然丛书中的优秀案例所面对的服务对象不同，需要解决的问题也千差万别，但是有一点是共同的，那就是社会工作者都十分善于与服务对象建立专业关系，并在工作中形成了很多具有鲜明本土特色的方法。在这些优秀案例的背后可以看到无数优秀的社会工作者，他们用自己的聪明才智拓展着社会工作专业方法的外延。

预估过程有理论支撑，更加科学精细。在丛书的众多案例中，每一个案例都按照专业要求对服务对象的问题做了充分的预估，并且有2~3个理论作为预估的依据。总体来看，当前我国社会工作实务领域在预估阶段运用最多的理论是生态系统理论、需求层次理论和认知行为理论，这些理论为社会工作者科学地界定服务对象的问题提供了依据。

方案设计规范具体，操作性强。丛书所收录的优秀案例，无论个案工作的计划书，还是小组工作的方案设计，都充分体现了社会工作者的专业水平。仔细分析服务内容会发现，社会工作者在实际开展服务时，对于西方的一些经典社会工作操作理论与方法，既有继承，又有创新，加入了很多"中国元素"，很适合我国的实际情况。

介入方法的选择凸显"服务对象为本"的价值理念。从本套丛书所选取的案例来看，社会工作者对于介入方法的选择是慎重的，个案工作方法的运用明显高于小组工作方法和社区工作方法，凸显了"服务对象为本"的价值理念。

总之，社会工作是一种专业性、实务性很强的职业活动，特别强调实践和分享，期望本套丛书的出版能够为广大社会工作者提供启迪，提升专业技能；能够有效地扩大社会工作的影响力，提高社会工作在社会大众中的认可度。"十三五"时期是全面建成小康社会的决胜阶段，比任何时候都更加需要发挥社会工作的独特作用。随着我国在社会工作政策制度、行政管理、人才培养评价、人才激励保障、服务平台建设、服务开展、资金投入等制度方面的进一步完善，社会工作服务定会逐渐惠及全国各个地区、各个领域、各类人群，开启社会工作发展的新篇章。

　　无论你从事什么样的工作，无论你是不是社会工作者，在"助人自助"的旗帜下，让我们携起手来，互相配合，不分你我，给身边需要帮助的人带去一片温馨，送去一份关怀，愿我们都成为点燃烛光的人！

丛书主编

前　言

医务社会工作是在健康照顾体系内实施的社会工作，其目的是协助那些受到实际的或者潜在的疾病、伤害等不同方面影响的服务对象，增强、促进、维持和恢复其社会功能。

医务社会工作的服务会在多种情境下开展，包括公共卫生领域、疾病治疗领域、精神卫生领域、人口与计划生育领域等。医务社会工作的功能包括对病人及其家庭的问题与需要进行诊断与评估、为病人及其家属提供咨询与辅导、寻找病人所需要的物资和服务资源、促使医院内部对病人服务的政策和程序等方面有所改善、与医院内部或者社区机构的工作人员联系讨论如何采用有效的方法解决病人的问题等。整体来看，医务社会工作的特点包括与医疗体系相融合、以服务对象的健康为主导、以病人为中心、服务规范专业化。

本书中所选案例均是从全国优秀社会工作获奖案例中精选而来，涉及的 10 个案例问题比较多样，包括精神疾病及其康复期问题、身体疾病引发的心理问题、家庭关系引发的心理问题、生活境遇引发的危机状况等；在问题的复杂程度上也囊括了单一问题和不同程度的复杂问题；在服务对象方面，既包括个人也包括家庭，年龄覆盖面也从青年到老年，性别兼顾男性与女性；在工作方法上，以个案工作和个案管理工作为主，同时包含小组工作的展示。在对这些案例进行点评的时候，本着帮助读者学习医务社会工作实务方法的宗旨，对案例报告所呈现的诸多方面进行了分析和点评，目的并非评论案例的优劣，而是通过分析和点评，使读者更为细致地认识这一社会工作实务领域的工作理念、思路和方法。具体来说，本书主要从以下几个方面进行分析与点评：

一是社会工作理念的体现：关注案例中是否强调案主的自决、案主的认知重建和情感调节能力的提高、是否努力挖掘案主（个体及家庭）的自身资源等。

二是医务社会工作的全面评估：关注评估是为了更好地从需求和解决问题为本的角度来设置目标和制订计划，评估的准确性和全面性决定了后面工作的有效性。

三是专业关系的建立：专业关系建立的技巧和效果决定了与服务对象合作的质量，正如母亲和孩子的关系决定了孩子的发展与健康一样，好的专业关系建立至关重要。

四是工作流程的完整性：不言而喻，一个完整的个案或者小组工作，每一个环境都不可或缺，点评中也会谈到一些环节存在的重要意义，例如全面的资料收集和评估、入组前的访谈、结束时告别的特别阶段等。

五是技术的使用：理念、评估、具体目标和计划最后都会落实到医务社会工作者与服务对象一次次的具体工作当中，所以对话技术、特定干预理论的技术以及处理特殊情况的技术等，都是需要关注、不断反思的。

本书的完成仰赖于众多一线社会工作者提供的宝贵案例，每个服务案例都是他们用自己的专业精神和专业能力为服务对象不断付出的过程，在此向这些一线社会工作者表示感谢和敬意！感谢他们为社会工作发展作出的贡献！感谢他们无私地提供案例供社会工作从业人员学习借鉴使用！

本书严格遵守保密原则，案例中所用人物名称均为化名。同时，由于编者在专业水平和专业视角上仍有不足和局限，本书的案例点评中难免存在问题和瑕疵，在此诚挚欢迎各位读者对书中存在的问题给予批评、指正。

本书主编

目　录

1

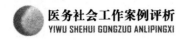

蓝丝带飘扬康复路

——理性情绪疗法运用于精神疾病患者康复的案例

无锡市七彩家园社工服务中心

　　精神疾病患者的病因复杂，治疗起来非常困难，预后想达到理想效果并不容易，有些患者需要终生服药。因为产生幻觉，他们往往缺乏现实检验能力而让人觉得不可理喻，难以沟通，更谈不上胜任基本的工作，甚至还会出现伤人和自伤行为，使得常人无法接近。同时，他们总处于自我保护、内心极度恐惧和对别人的误解之中，常常表现为孤独、无助的状态。对于这类患者，社会工作者开展服务工作也面临着极大的挑战。

一、背景介绍

（一）基本资料

（1）服务对象姓名：华春标（化名）。

（2）性别：男。

（3）年龄：31 岁。

（二）背景资料

1. 接案来源

服务对象是无锡市某街道辖区的居民，2008 年因失恋受到打击，服务对象瞬间精神崩溃。家人将其送进无锡市精神卫生中心接受治疗，出院后待在家里，但病情不够稳定，这次又在家里与父亲发生争执，还动手打了父亲，在社区居委会干部的陪同下，来到社会工作服务中心寻求帮助。

2. 家庭资料

服务对象系独子，未婚，待业，同父母住在一起。父母亲系企业退休人员，家庭经济条件一般，夫妻恩爱，就是常常为儿子发愁。父母对儿子十分关爱，从不放弃对他的治疗，可见，服务对象拥有充足的家庭支持。

3. 行为表现

服务对象有攻击性行为和危害社会的倾向，手臂上有香烟头烫过

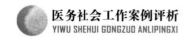

的疤痕，有一次主动跑到派出所"自首"，声称自己杀了人，但查证下来是妄想。

4. 人际关系

服务对象除了自己的父母，几乎不与任何亲戚朋友同事来往，隔壁邻居对他也是敬而远之，生怕"引火烧身"。可见，服务对象的人际交往出现了问题，社会支持网络相当薄弱，急需社会工作介入，协助服务对象改善人际关系，完善支持网络。

> **知识链接**
>
> 精神分裂症是一种常见的精神病，病因复杂，尚未完全阐明。多起病于青壮年，表现为感知、思维、情感、意志行为等多方面障碍，精神活动与周围环境和内心体验不协调，脱离现实。患者一般意识清楚，智能基本正常，但部分患者在疾病过程中会出现认知功能的损害。病程多迁延，反复发作，容易发生精神活动衰退和不同程度社会功能缺损，但大部分经过治疗后可保持痊愈或基本痊愈状态。

5. 情绪状况

服务对象情绪时而低落，时而激动，两眼无神，脸色较黄。可见，不合理的观念和认知已经严重影响了服务对象的情绪反应，从而产生了不良的行为，因此，帮助服务对象处理负面情绪，恢复理性情绪，是社会工作者的重要任务。

6. 精神病记录

服务对象曾因发病而被送往无锡市精神卫生中心接受治疗，诊断为精神分裂症，属于精神残疾二级。

7. 经济状况

服务对象待业在家，无经济收入来源，完全靠父母接济抚养，而父母退休工资加起来每月仅有3000多元，父亲患有高血压，母亲患有心脏病，看病吃药花费较大，一家三口日子过得紧巴巴。

8. 支援网络

服务对象因患有精神分裂症，亲戚朋友、隔壁邻居对他唯恐避之不及，所以服务对象基本上得不到亲戚朋友、隔壁邻居的帮助支持，仅得到父母的家庭支持、关爱残疾人的政府支持、社区医院的医疗支持和一些NGO组织的捐款等。

二、分析预估

（一）服务对象的问题

通过与服务对象的初步面谈，社会工作者感到服务对象存在以下问题：

（1）情绪困扰。受失恋打击，服务对象陷入焦虑、抑郁、绝望、痛苦等不良情绪中而不能自拔。

（2）行为问题。服务对象有攻击性行为和危害社会的倾向，手臂上有烟头烫过的疤痕，有一次主动跑到派出所"自首"，声称自己杀了人，后查明是妄想。

（3）非理性认知。服务对象错误地认为自己的情绪和行为是无法控制的，自己的病情还拖累了父母，自己成了一无是处的"废人"，活着已经没有任何意义。因此，要促使服务对象改变，就必须帮助他改变认知，引导其用理性思维方式替代非理性思维方式，最大限度地减少由非理性信念带来的情绪困扰和不良影响。

（二）服务对象的优势

（1）从生理角度看，服务对象年纪较轻，身体底子好，无重大生

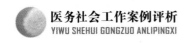

理缺陷和疾病。

（2）从病史角度看，精神病史较短，发病次数很少，属于轻度精神病，治愈康复的可能性很大。

（3）从家庭角度看，服务对象与父母关系紧密，父母的支持与关爱是服务对象改变的强大动力。

（4）社区方面，社区医疗机构为服务对象的精神治疗和后续的康复提供了支持。

（5）社会团体方面，一些 NGO 组织了解服务对象的情况后，为服务对象筹集了相当数额的捐款，缓解了服务对象的家庭经济压力，为服务对象解除了后顾之忧。

（三）服务对象的劣势

（1）情绪困扰。服务对象情绪时而低落，时而激动，两眼无神，焦虑感、无助感并存。

（2）不良行为。攻击性倾向的行为明显，往往无法控制自己的行为反应。

（3）非理性认知。自暴自弃，认为自己的问题已无法解决，非理性观念占上风。

（4）社会支持网络薄弱。服务对象除了自己的父母，几乎不与任何亲戚朋友同事来往，人际互动极少。

三、服务计划

（一）理论依据

理性情绪治疗理论是目前世界上最为广泛的认知理论之一。理想情绪治疗法的出发点是思想而不是行动，因而它要求人首先应有一个关于人自身的正确的价值观念，也就是要对人自身有个正确的认识。该理论认为，人的情绪来自于人对所遭遇的事情的信念、评价、解释或哲学观点，而非来自事情本身。情绪和行为受制于认知，情绪和行为的困扰来自于人的非理性信念。

精神分裂症的治疗原则

❖ 早发现，早治疗。

❖ 药物治疗可以缓解大部分症状，抗精神病药物治疗应作为首选治疗措施。

❖ 治疗时需足量、足疗程，并积极进行全病程治疗。

❖ 精神分裂症治疗是长期治疗，药物选择考虑症状、副反应、个体耐受性，同时考虑经济承受能力和可获得性。

❖ 药物的剂量应个体化，并随不同的治疗阶段进行调整。

❖ 患者会面临心理和社会的干预。

❖ 家庭对患者的治疗、康复起着非常重要的作用，家属需要了解疾病知识，支持患者。

❖ 患者、家属、医务工作者需建立良好的治疗联盟，共同应对疾病。

理性情绪治疗模式对人的心理失调的原因和机制进行了深入细致的研究，并将研究结果概括为 ABC 理论。A 代表引发事件（Activating events）；B 代表信念（Beliefs），即人对 A 的信念、认知、评价或看法；C 代表结果，即症状（Consequences）。该理论认为并非引发事件 A 直接引起症状 C，A 与 C 之间还有中介因素在起作用，这个中介因

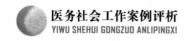

素是人对 A 的信念、认知、评价或看法，即是信念 B，只有通过个人的认识和评价引发事件才能影响个人。换言之，引发事件本身无法产生非理性的情绪和行为，导致这种结果的原因是个人自己的非理性信念。因此，有效的帮助是对服务对象的非理性信念系统进行质疑，即对非理性信念进行识别和辩论，这个过程可以用 D（Disputing）来表示，这样就可以协助服务对象克服各种非理性信念，最终使服务对象的情绪和行为困扰消除，形成有效的理性生活方式，达到目标 E（Effects）。概括地说，理性情绪治疗理论有以下三条基本原理：

（1）认知是情感和行为反应的中介，引起人们情绪和行为问题的原因不是事件本身，而是人们对事件的解释（想法）。

（2）认知与情感、行为之间是相互联系、相互影响的，非理性认知是情感、行为障碍迁移不愈的重要原因，因此打破恶性循环是治疗之关键。

（3）情绪障碍患者往往存在重大的认知曲解，一旦认知曲解得到识别和矫正，服务对象的情绪障碍必将获得迅速改善。

依据上述原理，社会工作者以帮助服务对象改变非理性信念为中心，运用一套比较完整、明确的辅导方法，它主要包括五个方面的内容：明确辅导要求，检查非理性信念，与非理性信念辩论，学会理性生活方式，巩固辅导效果。其中，社会工作者所扮演的角色常常是积极的教导者的角色，积极介入个案辅导过程，主动帮助服务对象克服情绪和行为困扰，并运用"检查"技巧和"辩论"技巧来完成具体的辅导与治疗操作。

（二）服务目标

1. 帮助服务对象消除不适当的情绪反应

社会工作者协助服务对象宣泄负面情绪，并对服务对象给予情绪安慰，最终使服务对象摆脱消极悲观的情绪，认识到自己的康复对于父母家人的重要意义。

2. 帮助服务对象修正不良的行为方式

社会工作者有针对性地根据服务对象的实际情况，选择行为修正的相关治疗技术，协助服务对象克服失调的行为，让服务对象重新回到正常的生活轨道。

3. 帮助服务对象改变不良的非理性信念

社会工作者协助服务对象认识到自己不适当的情绪和行为表现不是恋人造成的，而是由于他的非理性信念造成的，并协助服务对象寻找社会资源，帮助服务对象进行精神康复，重新建立理性的生活方式。

（三）服务策略

1. 建立良好的专业关系

由于服务对象不相信自己的情绪和行为能够控制，扩大到不相信任何人，所以社会工作者要强调保密原则，用"尊重、接纳、同理心"的社会工作理念与服务对象建立平等、真诚、互助、支持的专业关系。通过语言和非语言等方式向服务对象表达尊重、信任和接纳，支持与鼓励服务对象，以便服务对象放下防卫心理和消极情绪，鼓起直面问题的信心和勇气。在开始的时候，社会工作者需要跟服务对象一起做"破冰之旅"的同伴游戏，待与服务对象建立高度信任的专业关系之后，再逐步实施介入计划，引导服务对象改变认知。

2. 运用理性情绪治疗方法

（1）心理诊断。帮助服务对象指出自己非理性信念是什么，认识非理性信念与自己目前行为的联系。

（2）领悟。承认这种非理性信念的存在，帮助他认识造成各种情绪障碍的不合理信念及哲学根源。

（3）修通。采用与不合理信念辩论的方法，目的是帮助求助者认清其信念的不合理性，进而放弃这些不合理的信念。

（4）再教育。从改变服务对象常见的不合理信念入手，帮助他学

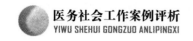

会以合理的思维方式代替不合理的思维方式。

（5）家庭作业。继续学习理性情绪治疗的模式的理论和方法，不断地对自己的非理性信念进行分析理解和质疑，以此来巩固治疗效果。

以上几种治疗方法，通过和服务对象辩论其非理性信念，培养起其对自身价值观的正确认识，改变其对自我和别人的态度。

3. 引入行为治疗方法与技术

（1）放松练习。通过服务对象的身体放松来缓和服务对象生理和心理的各种紧张，以缓解服务对象的焦虑。

（2）满灌疗法。又称为暴露法、快速脱敏法，它是让服务对象直接处于最严重的焦虑状态中，直到服务对象的焦虑症状消除。

（3）自我管理。它要求服务对象积极参与行为改变的整个过程，并对自己的行为变化负责。社会工作者只是帮助服务对象制订行为改变的目标和计划，指导和监督服务对象行为修正计划的执行情况，并对服务对象行为改变的状况作出评估。

（4）果敢训练。主要适用于人际关系调整，其目的是帮助服务对象在人际交往中顺利地表达自己难于表达的各种正面或负面的感受，改善服务对象的人际关系。

（四）时间进度

1. 接案访谈预估（1 月 7 日～1 月 25 日）
前期准备工作，了解全面的信息和需求，寻求可用资源，制订方案。

2. 制订计划及实施（1 月 25 日～3 月 28 日）
围绕需要提供专业服务，为家庭及家庭成员实现增能。

3. 评估反馈跟踪（3 月 28 日～4 月 15 日）
多种方式评估服务长效性，社会工作者进行专业反思。

四、服务计划实施过程

（一）第一阶段

1. 服务内容

同服务对象建立初步的专业关系，收集其背景资料，了解服务对象面临的各种问题，并对这些问题进行分类排序，从服务对象最迫切希望解决的问题入手。

2. 服务过程

刚开始，因不了解社会工作者服务社，服务对象心存戒备，不愿袒露心声。社会工作者运用尊重、关怀、同理等专业技巧，初步取得了服务对象的信任，服务对象开始分享其个人的成长经历及家庭环境，并大概描述了自己情绪状况。因社会工作者初步评估到其患有精神疾病，所以第一次面谈后并未决定开案。

服务对象在第二、三次面谈过程中，多次提及社会工作者非常"同理"他，"倾听"他。在第三次面谈过程中，社会工作者决定以辅导个案的形式为服务对象提供服务。

鉴于三次面谈过后，社会工作者与服务对象之间建立起高度信任的专业关系，在督导的鼓励下，社会工作者决定继续跟进。

（二）第二阶段

1. 服务内容

协助服务对象宣泄负面情绪，给予情绪支持和辅导。

2. 服务过程

社会工作者在辅导服务对象过程中，多次肯定他是一个极为负责

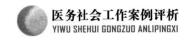

任的人。在此阶段，服务对象不断重复自己恋爱中的磨难以及自己为恋人的付出：为了给女朋友添置新衣服，他可以省吃俭用；为了给女朋友买新款化妆品，他可以跑遍无锡的所有大商场…… 在服务对象的恋爱生活中，几乎为女朋友付出了所有，但他从未在乎过自己，所以女朋友突然提出分手，他就感到天塌下来了，整个人垮掉了。

在这一过程中，服务对象不断宣泄负面情绪，社会工作者对服务对象给予情绪安慰。

（三）第三阶段

1. 服务内容

协助服务对象认识到自己不适当的情绪或行为表现不是恋人造成的，而是由于他的非理性信念造成的。

2. 服务过程

由于服务对象对社会工作者产生了更大的信任，他说在无锡这个城市里还有社会工作者在真正地关心他，帮助他。在这种情况下，社会工作者趁热打铁，带领服务对象从失恋的阴影里跳出来，协助其认识到造成他目前这种状况的原因不是女朋友，而是因为他独自承担了失恋的压力，是他的非理性信念造成的。

（四）第四阶段

1. 服务内容

协助服务对象以理性的方式释放压力，参与社会生活，重返主流社会。

2. 服务过程

社会工作者让服务对象开放地表达对自己问题和治疗的看法和情感，疏解服务对象的精神压力，稳定病情；对服务对象的幻听和妄想症状进行正常化教育，减少服务对象的羞耻感；教授其一些处理幻听的方法。通过以上的治疗和恢复，服务对象病情逐渐稳定，对其工作能力进行评估，已经达到可以工作的标准。为此，社会工作者结合服

务对象的实际工作能力，介绍他到一家公司工作。社会工作者积极与
公司沟通，多次实地观察服务对象的工作情况，为其营造一个良好的
工作环境。服务对象有了工作岗位，靠自己的能力来获取工资，养活
自己，其父母非常感激。

五、总结评估

（一）成效评估

在3个多月的服务过程中，明显地感受到了服务对象身上发生了
良好的变化。

1. 表现为服务对象在精神上的改观

通过理性情绪治疗，服务对象的精神疾病得到控制，目前病情稳
定，精神面貌较好。

2. 表现为服务对象在心理上的改善

经过心理辅导，服务对象的人格偏差得以纠正，其多疑心态有所
好转，现在能够接受他人，相信主流社会；其忧郁心态有了转变，心
情开朗起来，对社会有了信心，人也乐观起来，社会交往能力进一步
恢复。

3. 表现在生活态度和处世方法上的改变

服务对象学会了如何与他人进行沟通交流，改变了以往自我封闭
和自卑的处世方式，使服务对象获得了更多的社会支持。现在服务对
象常常微笑，对生活也更为乐观积极了。

（二）结案原因

服务对象的状况有了明显好转，精神得以康复，病情趋于稳定，

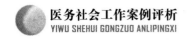

找到了工作，因此结案。

（三）结案处理

服务对象有了较大转变，他也明白社会工作者在提供专业服务之后会作结案处理。同时表示，虽然结案了，他随时会在需要的时候打电话咨询社会工作者（因他已认定，找社会工作者交流是一种缓解压力的方式）。

六、专业反思

（一）成功案例起始于建立高度信任的服务关系

作为社会工作者要善于运用"尊重、接纳、沟通、真诚、关爱"等社会工作者理念，在帮助服务对象宣泄情绪的时候更要注意"同理心"的运用，因为建立信任的关系对开展社会工作者服务非常重要。

（二）成功案例源自于社会工作理论的合理运用

本案例采用了理性情绪治疗法，随着专业服务的推进，服务对象也逐渐认识到自己的非理性认知的偏差，通过共同努力，帮助他建立起理性认知，取得了很好的效果。同时，支持和鼓励是非常重要的。

（三）成功案例归根于促使服务对象的"自助"实现

本案例前期还不能充分体现助人自助的服务宗旨，随着工作的深入开展和不断反思，才体会到社会工作的真正魅力在于"自助"。虽然社会工作者给了服务对象很多支持和建议，但是最终的变化还是由服务对象自己完成的。如果服务对象的自身潜力激发了，社会能力提高了，那么社会工作者的服务目的也就达到了。

 案例点评

本案例中服务对象是一位精神分裂症患者，这对于社会工作者来讲非常具有挑战性。精神分裂症作为一种原因不明的精神疾病，治疗起来非常复杂和困难，而且愈后难料。从本案例实施过程来看，社会工作者在每一阶段目标明确，要点清晰，经过几个月的努力取得了显著效果。从案例呈现来看，社会工作者是严格按照个案社会工作的要求和程序开展工作的。

首先，当拿到该案的申请后，考虑到服务对象精神分裂症的诊断结果，社会工作者采取了非常慎重的态度来评估考量能否对该服务对象进行帮助，这是非常必要的。社会工作者并没有一开始就准备接案，而是小心与服务对象接触，仔细评估。从第一次和服务对象接触情况来看，社会工作者感觉到服务对象对自己的信任度不够，加上其属于精神疾病范畴，不能确定能否和服务对象建立起信任、有效的工作关系，所以第一次工作结束后依旧不能决定开始接案。随后，社会工作者又安排了第二、第三次面谈，面谈中社会工作者尽力接纳、同理服务对象，尝试建立起安全信任的关系，当社会工作者感觉到服务对象尚有沟通、理解能力，可以建立信任的工作关系之后才决定开始实施工作计划。

其次，社会工作者高度重视和服务对象之间建立信任关系，边建立关系边收集资料和信息，以对服务对象作出预估并制订工作计划。服务对象不相信自己的情绪和行为能够得到控制，不相信任何人，对此，社会工作者对其强调保密原则，在和他工作过程中注重运用尊重、接纳和同理心，努力与服务对象建立平等、真诚、互助、支持的专业关系。同时，社会工作者还注重通过语言和非语言等方式向服务对象表达尊重、信任和接纳，支持与鼓励服务对象，使其越来越信任社会工作者，逐渐放下防备心理，能够表达自己的消极情绪并及时宣泄这些负面情绪，鼓起直面问题的信心和勇气。同时鼓励引导服务对象敞开心扉，在释放其内心压力和焦虑的同时，也有利于社会工作者更清晰地了解服务对象，获取更深入全面的材料，这是社会工作者最基本也最难做到的部分，这部分工作是进一步开展干预工作的基础和保障。在与服务对象建立高度信任的专业关系之后，社会工作者再逐步实施介入计划，使他配合治疗，听从建议，引导服务对象改变认知。

再次，社会工作者利用理性情绪疗法对服务对象的不合理信念进行干预，取得了显著效果，从本案例呈现的干预效果来看，社会工作者对于理性情绪疗法理解透彻，技巧运用娴熟，从心理诊断着手，找出服务对象的不合理信念，再帮助他达到领悟和修正其信念的不合理性，进而放弃这些不合理的信念，在此基础上使用再教育技术，帮助其学会并巩固合理的思维方式以代替不合理的思维方式，最后通过家庭作业环节来巩固治疗效果。一步一步、环环相扣，同时，社会工作者还运用其他行为治疗的方法和技术，如放松练习、满贯疗法、自我管理、果敢训练等方法和技术帮助服务对象缓解和应对各种紧张、焦虑情绪，培养其适应性行为和互动方式。这使得服务对象渐渐从失恋的打击和挫败中走了出来，逐渐建立起合理地看待他人和社会的信念，不再执念于某些偏激的、甚至掉进了强迫性思维的泥潭中，这是使服务对象脱身出来的关键。

最后，在对服务对象进行帮助的同时，社会工作者还积极发掘和利用社会资源，帮助服务对象扩展了支持系统和人际关系，并帮他找到了一份力所能及的工作，使他适应了新工作，达到了对服务对象的全面立体帮扶。在这些工作目标完成后，社会工作者对服务对象进行了评估，并承诺服务对象以后有了困难还可以电话联系社会工作者，使服务对象内心获得踏实感，在他心里种下了一个可以信赖的种子。

从流程和计划实施来看，这是一个完整且有效的个案工作。通过进一步的思考，笔者认为该个案也有可以改进的地方。

首先，个案背景信息需要进一步清晰化，时间脉络还需要更加精确，因为这涉及我们对诊断的判断和思考，从而也进一步影响到我们制订工作计划和实施方案。该个案被诊断为精神分裂症，需要知道诊断时间，因为案例描述个案是在2008年失恋后出现精神崩溃的，同时也伴有自伤和伤害他人的行为倾向，还出现幻听，如果时间脉络是和失恋事件紧密相关，我们就不能断定该个案是精神分裂症，还要考虑他是不是处于失恋导致的应激反应，这就需要作进一步的鉴别诊断。如果诊断是在失恋之前就有的，那就好理解他的邻居对他敬而远之，怕惹火烧身的原因，如果不是，那应该是有一个变化，因此需要了解清楚服务对象失恋前的心理状态和人际关系。如果社会工作者干预时服务对象还处在精神分裂症发作期或者应激状态中，那么出现的幻听等症状要考虑用药，同时以情绪疏导和支持作为辅助治疗，以免耽误病情。如果确诊服务对象依旧处在精神分裂发病期，则要考虑药物治疗，同时评估其幻听性质、现实检验能力、社会功能受损程度、与人交流沟通的能力，以决定是否适合在这个时候介入心理辅导。

另外，需要注意的一点是社会工作者需要与各个相关部门和相关领域从业者紧密联系，相关部门包括民政部门、派出所、医院、居民委员会等，相关领域从业者包括精神科大夫、心理咨询师、教师、团体带领者等，以团队作战的方式开展工作通常更为稳妥和有效。

让曾经的伤痛随风飘走

——为贫困骨伤女童寻求资源的个案

山东省立医院医务社会工作办公室　尉　真　王凤华　等

　　一天深夜，一个12岁的小女孩在搭电动三轮车回家的路上不慎从车上摔下来，导致右腿骨折，急需手术费用1.5万元左右。但这是一个不幸的孩子，妈妈在她刚刚出生时因车祸去世，父亲经受不住打击离家出走，爷爷早已离世，她与奶奶相依为命。56岁的奶奶从事环卫工作，月工资仅1000元，高昂的医疗费用对这个贫困的家庭来说等于雪上加霜。在女孩内心恐惧自己还能否重新走路的时候，奶奶早已绝望地决定放弃治疗。面对遭受如此多劫难的小姑娘和艰辛的奶奶，作为社会工作者，在难过悲伤的同时不禁自问：我们能为她做点什么？

一、背景介绍

1. 基本资料

（1）服务对象姓名：王 HM。

（2）性别：女。

（3）年龄：12 岁。

（4）社会工作者：王凤华、王雪玲、刘晓雨、宋书文。

（5）督导：尉真、卞丽香。

2. 背景资料

（1）接案原因：一天深夜，服务对象因搭电动三轮车回家的路上，不慎从车上摔下。经医生诊断，服务对象右腿股骨干骨折，急需接受手术，医疗费用预计 1.5 万元。但因无力承担医疗费用，服务对象的奶奶决定放弃治疗，要求立即出院，但这将给服务对象造成终身残疾。经医生转介成为社会工作者的服务对象。

（2）家庭情况：服务对象一家来自山东德州，母亲在其刚出生时因车祸去世，父亲经受不住打击离家出走，爷爷也早已离世，因此服务对象自小与奶奶生活在一起。奶奶已经 56 岁，从事环卫工作，收入较低，每月工资仅 1000 元，其家庭经济状况非常窘迫，难以支付高昂的医疗费用。

（3）健康状况：服务对象是股骨干骨折，需要马上手术。手术

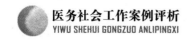

后只能平躺着，生活基本不能自理，需要他人照顾，无其他并发症。

（4）情绪状况：服务对象对事故造成的身体创伤还存在恐惧和焦虑，尤其担心手术后自己能否康复和继续行走。这些情况导致其情绪低落，不愿与他人交流。奶奶一方面对服务对象的病情表示担忧；另一方面对高额的医疗费用表现出急切的焦虑，压力很大，又不知所措，对医护人员也表现出特别不信任。

（5）行为表现：手术后的第一天，由于对住院环境的陌生和不适应，服务对象表现得特别安静，不喜欢与陌生人接近和沟通，经常用其他的东西挡住自己的脸，拒绝他人的靠近，自我防御意识较强。回答他人的问题时声音很小，缺乏与他人沟通的主动性。喜欢毛绒玩具，总是爱不释手。服务对象比较喜欢打扮，偏于成人化，手上涂有多色的指甲油，手腕上戴有多个装饰品。据奶奶讲述，服务对象比较喜欢玩手机和电脑，经常去网吧上网。

（6）人际关系：由于服务对象已经辍学在家半年之久，与同学的联系中断，况且服务对象提出不喜欢原来的老师，因此学校方面的人际关系网络中止。由于缺乏沟通，加上隔代教育，祖孙两人的关系并不融洽，孙女不听奶奶的话。当两人之间出现矛盾时，奶奶动辄就是打骂，致使两人之间关系紧张。

（7）经济状况：家里的经济来源全部依靠奶奶，奶奶已经56岁，身体不好，要吃中药，因自身没有文化，主要经济来源为每月工资及捡废品所得，收入较低且不稳定，无力承担如此高昂的医疗费用。

（8）支持网络：服务对象只有奶奶一个亲人作为支持系统，老家的亲人已经很少联系，无法获得资助。奶奶的同事和邻居有时会提供一些力所能及的援助，她们现在的住所也是单位免费提供的。

二、分析预估

（1）服务对象不仅需要面对意外事故引发的身体不适，还需要支付高额的医疗费用。但是由于其家庭经济收入低，无力承担。因此服务对象需要社会工作者帮助解决其经济问题，以接受及时的治疗。

（2）根据正常的社会化过程，服务对象的这个年龄阶段应该在学校接受教育，却因多种原因而辍学。社会工作者与服务对象沟通后得知其依然非常喜欢校园生活，想继续回到学校上课，但希望能换一所学校。

（3）在提起发生意外事故的情景时，服务对象依然采取逃避的态度，而且表现出紧张和恐慌。说明服务对象依然存在事故创伤性反应，需要社会工作者协助其减轻这种心理不适感。

（4）据服务对象的奶奶介绍，服务对象很调皮，不听管教，经常会做出一些越轨的行为，如偷盗、故意刮擦他人车辆等，需要行为矫正和治疗。

知识链接 ⋯⋯⋯⋯⋯⋯⋯⋯⋯⋯⋯⋯⋯⋯⋯⋯⋯⋯⋯⋯⋯⋯

行为矫正

行为矫正指在一定条件下采取特定的措施，促使服务对象改变自身特定行为的技术和改变过程。对于儿童青少年而言，是指对不同年级学生在语言、认知、行为和人际关系等方面的问题，进行心理学干预，具体地帮助道德越轨、学习困难、情绪挫折和社会性发展不适的学生矫正其不良行为，获得正常的发展。

（5）服务对象与奶奶的紧张关系，原因有以下几个方面：一是在于奶奶忙于生计，只关注满足服务对象物质生活需求，却忽视了服务对象其他方面的需求；二是奶奶的"刻板印象"，总是以消极的眼光看待服务对象，不能发现其优点。在沟通方式和教育方法上，仍坚持传统的"棍棒之下出孝子"的落后思想，日常生活中不与服务对象进行沟通交流，出现问题就打骂孩子，企图通过打骂让孩子对自己感到恐惧，起到震慑作用，以修正服务对象的不良行为习惯。需要社会工作者帮助服务对象与其奶奶建立正确的沟通交流方式，形成良好的互动方式，发挥家庭系统的功能。

三、服务计划

1. 服务目标

（1）与医生和护士沟通协调，帮助服务对象顺利接受手术治疗，保障服务对象身体恢复健康。

（2）协助服务对象与其家属申请减免医疗费用和筹措爱心善款，解决住院医疗费用问题，缓解巨大的经济压力以及由此造成的焦虑。

（3）通过与临床心理专家志愿者联系，协助缓解服务对象的情绪问题与心理创伤，同时帮助奶奶缓解心理压力。

（4）通过倡导和资源整合，帮助服务对象联系学校资源，鼓励其重拾书本，回归校园，实现正常的社会化。

（5）协助服务对象与其奶奶建立正确的互动模式，缓解两人之间的矛盾和紧张关系，恢复整个家庭系统的正常功能发挥。

2. 服务策略

（1）运用资源倡导与链接的方法，联系当地媒体免费报道服务对象的困境，引起社会爱心人士的关注，募集善款。同时组织临床心理专家志愿者介入服务对象的心理创伤治疗，对服务对象进行辅导。以媒体报道为切入点，帮助服务对象寻求适合的学校，促进服务对象恢复正常的社会化过程。

埃里克森的人格发展理论

埃里克森是美国的一位精神分析学家，他重视人格发展中各阶段的心理社会任务的解决，提出了心理社会问题理论。埃里克森认为，人格发展要经历从出生到晚年的一系列阶段，而每个阶段都会面临一种心理社会问题。按照时间顺序，埃里克森将人一生的发展分为如下八个阶段：

❖ 信任对不信任（0~1岁）。

❖ 自主对羞怯（2~3岁）。

❖ 主动性对内疚（4~5岁）。

❖ 勤奋对自卑（6~11岁）。

❖ 自我同一性对角色混乱（11、12~18岁）。

❖ 亲密对孤独（18~30岁）。

❖ 创造性对自我专注（31~55岁）。

❖ 完善对绝望（约60岁以上）。

（2）服务对象的不当或越轨行为，目的在于引起他人关注和关心，以寻求目标人物的问候和关爱。社会工作者通过行为治疗模式，采用自我管理与引导技巧，帮助服务对象对自我的行为进行定约和监控，以改变不当的行为，形成恰当的行为规范，取得进步，以获取他人的肯定。同时运用埃里克森的人格发展理论，帮助服务对象自我认知，自我促进，自我适应，恢复信心，使其正常融入社会。

（3）针对祖孙两人的紧张关系，社会工作者一方面运用认知理论，改变奶奶对服务对象的消极认识，并助其形成正确的教育方法；另一方面运用结构家庭治疗的方法，通过改变家庭错误的世界观，强调服务对象的优点，帮助奶奶消除刻板印象，改善家庭的沟通方式。

（4）运用危机调适的治疗方法，稳定服务对象的情绪，协助其减轻心理上紧张和焦虑，帮助服务对象恢复到危机前的状态，同时根据取得的经验和教训，防止类似事件的发生。

（5）运用优势视角的理论，关注服务对象的能力与优点。经过观察，服务对象对熟悉的人很热情，交流表现得很大方，懂得与人分享，主动将自己的图书分给邻床的小朋友。同时在与社会工作者交流时，主动发表自己的意见。社会工作者协助服务对象认识到自己身上的闪光点，以增强自我认同感。

3. 服务程序

（1）运用同理和接纳的原则，取得服务对象的信任，与服务对象建立良好的专业关系。

（2）向服务对象的主治医生以及护士长了解服务对象的病情，主动关心服务对象及其家人，联系服务对象奶奶的工作单位，尽量多地收集服务对象的背景资料，并给予情绪支持。

（3）利用机构与相关媒体之间的长期联系，征得媒体的追踪报道，引发社会广泛关注，募集善款。同时与医院相关部门协调，为服务对象减免部分医疗费用。

（4）借用媒体报道的效应，寻找适合的学校，以帮助服务对象能免费接受教育。

（5）与热心的临床心理专家志愿者建立联系，帮助服务对象接受专业的心理辅导，疏导、缓解由于疾病及医疗费用而引起的焦虑、恐惧情绪和事故引发的心理创伤。

（6）在服务对象与其奶奶之间建立沟通的桥梁，引导彼此之间进行良好的互动，缓解紧张的关系。

（7）社会工作者发挥教育者的角色，引导服务对象改变原先不当的行为表现，同时帮助其正确认识自我，形成自我认同感，增强自信心，同时帮助奶奶习得恰当的教育方法。

四、服务计划实施

1. 第一阶段

（1）目标：建立良好的专业关系，收集服务对象的背景资料。

（2）主要内容：根据青少年的心理特点，充分尊重服务对象的意愿，在工作过程中引导服务对象积极参与，不断激发服务对象的主体意识，使其感到被尊重与认同。社会工作者运用同理、鼓励等技巧，主动关心服务对象，消除其隔阂心理，建立良好的关系。通过赠送书籍和玩具的方法，使服务对象慢慢接受社会工作者，并敞开心扉的沟通交流，及时进行事故创伤情绪的处理，同时尽可能多地了解服务对象的各方面情况，包括家庭、日常生活等。

2. 第二阶段

（1）目标：争取社会支持网络，整合服务对象、社会工作者自身及社会可用资源，尽可能帮助服务对象解决医疗费难题。

（2）主要内容：征得服务对象的奶奶同意后，与当地电视台某栏目组取得联系，对服务对象的经历进行连续报道，引起社会关注，募集社会爱心善款。与医院相关部门协调，减免其部分治疗费用。

3. 第三阶段

（1）目标：对服务对象及其奶奶进行心理疏导，改善亲子关系。

（2）主要内容：运用医院的"流动爱心书屋"资源，组织志愿者走进病房进行陪伴，与服务对象互动并赠送书籍，转移其对疾病的担

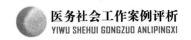

忧。与一位临床心理专家志愿者取得联系，进行专业的心理疏导，缓解事故对其造成的心理创伤。同时在奶奶与服务对象之间建立沟通桥梁，鼓励相互倾诉，彼此理解。采取具有针对性的沟通方式，从服务对象感兴趣的话题入手，注意倾听，表达同理心，及时予以鼓励。配合自我披露、建议等影响性技巧，帮助改善服务对象和她奶奶之间的关系。

4. 第四阶段

（1）目标：为其回归学校做好准备。

（2）主要内容：与奶奶工作单位的领导联系，了解服务对象的入学问题以及祖孙两人的住房问题。同时积极与服务对象原来的学校以及所在社区附近的学校取得联系，咨询相关的入学事宜。同时与临床心理专家志愿者保持联系，合力为其寻找最佳的学校。

5. 第五阶段

（1）目标：结案，协助服务对象出院。

（2）主要内容：协助服务对象的奶奶与医院做好出院手续办理事宜，并联系爱心司机，方便其回家。同时在护士长的指导下为其做好出院计划，包括日常照顾与护理注意事项等，提醒其注意及时复诊。

五、总结评估

1. 评估方法

社会工作者观察及访谈：服务对象的改变主要表现为，在与社会工作者的关系方面，从最初的不理睬到可以敞开心扉交谈；在心理方面，由开始的恐惧和焦虑不安到个案结束时情绪稳定、乐于与其他病友交流。

2. 介入成效

（1）服务对象评估：通过社会工作者的支持、鼓励、关心和尊重，使其减轻了心理的恐惧，也缓解了创伤压力。

（2）目标达成情况：服务对象的医疗费用难题得到解决，病情也有所好转，顺利出院；服务对象与奶奶的关系得以改善，渐渐能相互理解和彼此关怀；服务对象的学校问题也得以解决，多所学校表示愿意接收其入学，并免收学费。

六、结案

1. 结案原因

服务对象的病情稳定，经医生批准可以出院。

2. 结案处理方式及建议

告知服务对象结束专业关系，处理离别情绪。提醒服务对象及其奶奶按期来医院复诊，并保持联系，继续协助服务对象解决康复后的入学问题，重新回归正常的社会生活，迈向美好的明天。

七、专业反思

（1）专业关系的建立是一个渐进的过程，社会工作者不能期望服务对象尽快接受并信任自己。在专业关系建立的过程中，社会工作者应该充分表现出对服务对象的接纳和尊重，切实做到与服务对象相处的平等地位，不宜采用"高压式"的指导方法，要逐步建立信任，让服务对象主动向社会工作者诉说自己的感受。

（2）针对服务对象的不信任，社会工作者运用同感，根据服务对象的喜好进入她的生活，再慢慢去引导她。社会工作者要时时关注服务对象的心理变化，巩固彼此之间的信任关系。

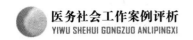

（3）社会工作者应该学会让服务对象剖析自己，让她亲自去面对一定的现实。要培养其面对现实社会的能力，学会在遇到挫折时从多角度出发去思考，学会向外界求助，正确、客观而理性地分析问题的实质，从而提高自己对社会的适应能力。

（4）作为社会工作者自身必须要有预见性的准备，引导服务对象谈话时，不能毫无目的随服务对象的好恶聊天。这就需要事前准备谈话的主题和所需要信息。

（5）收集服务对象资料的过程中，社会工作者要保持客观和中立，以非判断的视角进行分析。同时也应避免片面，尤其在个人评价有关的信息时，社会工作者应听取所有事件相关人物的说法。

（6）医务社会工作者在协助服务对象解决医疗费用难题和心理创伤之余，应该以全人的理念评估服务对象的需求，以帮助其实现正常的社会化。因此在服务过程中，社会工作者应该做好与服务对象所在社区、学校的联系，随时准备将其转介给相关的单位，如社区与学校。

 案例点评

母亲早逝，父亲逃离，爷爷去世，奶奶收入极低，如此困顿的一个家庭，小女孩儿被摔骨折，高昂的医药费用给她们的生活带来了巨大的压力，困难就像一条不可逾越的鸿沟摆在这无助绝望的祖孙二人面前。对这个小女孩而言，在她开始被社会边缘化和出现不当行为的时候，如果能够给她恰当合理的帮助，她的人生可以就此改变；如果没有，她的人生也许就此落寞下去。社会工作者此时的介入，无疑给这个小女孩点燃了人生的希望。

笔者反复看了本案例之后，总结了以下几个闪光点：

第一个闪光点是，社会工作者有专业的督导团队，这对于部分实践经验不足的社会工作者来说是非常必要和重要的。开展社会工作不但要有结构合理的工作团队，也要有经验丰富的督导团队作保障，促使各项工作从开始阶段就沿着正确、科学、高效的路径开展。

第二个闪光点是，该案例从接案、实施到结案，思路清晰、脉络清楚、环环相扣，进行得有条不紊且简洁高效。社会工作者非常重视接纳、尊重、不评判等积极态度在建立良好专业关系中的作用，在遭遇服务对象初始的不信任、不理解的时候不骄不躁，非常耐心地等待服务对象逐步建立起对他们的信任关系。在建立专业关系过程中，社会工作者全面收集了服务对象的资料，包括服务对象被转介的背景资料、家庭状况、家庭成员之间的变故和现状、服务对象的健康状况、行为表现、情绪状况、人际关系状况、经济状况和支持系统等。并对服务对象的各项资料进行客观、中立地分析和评估，根据问题的轻重缓急的需求制订了实施计划和步骤。社会工作者首先要解决的是服务对象的医疗费用，保证她能够尽快得到医疗救治以免耽误病情。其次着手改善祖孙二人的亲子关系，根据观察到的奶奶、孩子以及她们俩人之间的关系状况，逐一进行辅导和干预，并联系了临床心理专家志愿者对服务对象进行长期稳定的心理治疗。再次帮助服务对象回归学校，为服务对象争取到了减免学费政策。最后帮助服务对象办理出院手续。整个流程显得井井有条、杂而不乱。

第三个闪光点，是全方位系统化的工作方式。首先，物质方面，社会工作者们运用资源倡导与链接的方法，联系当地媒体为服务对象募集善款，帮助服务对象解决高额的医疗费用。其次，心理层面，社会工作者通过服务对象的不当行为，看到了其背后的目的在于引起他人注意和关心，以寻求关爱。对这样的孩子社会工作者首先做到了理解和接纳她的内心需求，让她感觉到被理解、被看到、被允许，在此基础上社会工作者运用恰当的方法帮助服务对象了解自己这些行为的目的，逐渐帮助其建立合理、正确的行为方式，以赢得周围人群和社会的认可。难能可贵的是，当社会工作者团队感觉到该服务对象需要专业稳定持久的心理治疗帮助时，他们邀请临床心理专家志愿者介入，

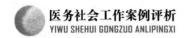

对服务对象进行心理创伤治疗和辅导，以实现持久稳定的治疗效果。同时工作团队还依据埃里克森的人格发展理论，从自我认知、自我促进、自我适应等方面帮助服务对象建立起自信，帮助她融入社会。再次，关系层面，社会工作者观察到了祖孙二人关系紧张的关键问题所在，在帮助服务对象建立恰当的行为和正确的价值观的同时，也帮助其奶奶消除对服务对象的消极认识和刻板印象，并帮助其学习并掌握正确的教育方法和沟通方式，帮助她发现服务对象的优点、了解服务对象不良行为的真正目的，促使双方逐渐建立起良性的沟通模式和关系。最后，持续发展方面，社会工作者利用媒体的影响力和号召力，帮助服务对象找到了适合的学校，并帮助其申请到了免除学费的政策支持，同时促进服务对象恢复正常的社会化过程，以保证服务对象进入一个良性、持久、可发展的人生轨道。整个工作深入细致、清晰有效，对这个还处在可塑性极高的 12 岁女孩的人生产生了巨大影响，甚至可以说改变了她的命运和人生。

走出孤独　让孩子笑起来

——帮助自闭症患者康复的案例

宜昌市第二社会福利院阳光社工服务中心　汪　娟　何　聪

自闭症患者是一个特殊的群体，他们从小就生活在自己的世界里，不太会跟外界交流，也不太了解这个世界，没办法正常进行人际间的交往，他们处在社会的边缘，孤独地体验着人间冷暖。而他们的家人也一直在挣扎，一直在努力地让他们的孩子慢慢长大，学着融入社会和自力更生，可是等待他们的却是一次又一次的失败……但他们依旧期待奇迹的发生。

一、背景介绍

朱××，男，19岁。3岁时，经医疗机构诊断为自闭症，父母亲曾带他辗转于各大医院进行治疗，但效果不明显。7岁时，由父母送入宜昌市某特殊教育学校接受教育，可以认识简单的汉字，会说简短的语言，后经过学习，能操作简单的电脑软件。但他性情古怪，喜欢独处，不善于表达，发怒时，在家里摔打东西，有时会剧烈地跳动，击打自己的头部，常扰乱左邻右舍的正常生活。由此，全家人只好搬迁到市郊区居住。

知识链接

自闭症，又称孤独症，是广泛性发展障碍的一种亚型，以男性多见，起病于婴幼儿期。目前的研究表明，引起自闭症的危险因素可能是遗传、感染与免疫和孕期理化因子刺激，但病因尚无定论。主要症状有：语言发育障碍，社会交流障碍，兴趣范围狭窄，行为刻板，智力发育障碍等。约有3/4的患者伴有明显的精神发育迟滞，部分患者在一般性智力落后的背景下某方面具有较好的能力。但目前全世界尚无治愈案例，属于世界难题。

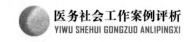

服务对象小朱的父母亲都有自己的固定工作，因无力照料小朱的生活起居，2012 年 8 月，小朱由父母亲送入宜昌市第二社会福利院进行康复疗养。在入院初期，服务对象小朱对新的生活环境不适应。情绪上，表现出紧张、焦虑、暴躁不安；在行为上，捶门，毁坏房间设施设备，狂奔、自虐等异常行为。封闭自己的内心世界，不与他人进行沟通交流，爱独来独往。工作人员多次向院部反映，服务对象小朱难以管理，要求福利院退回该服务对象。

服务对象小朱由福利院社会工作者主动接案，属非自愿性服务对象。

二、分析预估

（一）建立专业关系较难

由于服务对象小朱属于自闭症患者，情况特殊，属非主动自愿求助的服务对象，行为改变的动机不强，在建立良好的专业关系上可能存在着困难。

（二）环境适应能力差

服务对象小朱从舒适的家庭被送到福利院生活，生活环境发生了改变，身边生活的人群也发生了变化，福利院新的生活方式让他一时无法接受，从而出现情绪上的焦虑不安，存在环境适应障碍。

（三）语言交流障碍

由于服务对象小朱是自闭症患者，无法用语言清楚地表达自己的内心感受，工作人员无法了解他的心理需求，在与人沟通交流上存在着语言交流障碍。

（四）社会交往障碍

服务对象小朱在家里是独生子，虽就读过特殊教育学校，但是他一直没有朋友，与他关系最为密切的就是父母亲，其次为近亲属。与社会环境中的人交往甚少，爱独处，不爱与人交往，缺乏集体意识和合作意识，在人际交往上存在着社会交往障碍。

三、服务计划

（一）工作目的和目标

1. 目的

帮助服务对象小朱适应新的环境，缓解心理压力，增强语言功能的恢复，学会用语言表达自己的感受；挖掘个人能力，提升个人价值；改善环境系统，帮助小朱走出孤独，融入福利院这个大家庭。

2. 目标

（1）初期目标：由社会工作者主动介入，帮助服务对象小朱缓解焦虑不安的情绪。同时，社会工作者协助服务对象小朱适应新的生活环境。

（2）中期目标：激发服务对象小朱与人交流的兴趣，增强他的语言表达能力和与人沟通的技巧，学会用语言表达自己的想法。

（3）后期目标：让小朱参加小组活动，以恢复小朱集体意识和合作能力；改善小朱生活的环境系统，让他更快融入到福利院的生活；发掘他的潜能，提升他的个人价值。

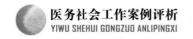

（二）服务策略

根据服务对象小朱个人状况和其所处社会环境的预估，发现小朱与他处的新环境，无论在心理需求上、行为表现上，还是在与新环境的互动中都存在着多种障碍。根据这些资源与限制，从人与环境的角度出发，以服务对象情绪状况和行为表现为工作突破口，根据生态系统理论和马斯洛需要层次理论，以个案管理模式和行为修正模式为主要理论基础，制订以下介入策略。

1. 缓解情绪，建立关系

社会工作者接案后，多方收集服务对象小朱的有关资料，了解小朱平时基本的生活状况和心理状况，多陪伴在他的身边，同他进行简单的语言沟通，洞悉他的内在心理需求，让他在陌生的环境中感受到尊重和温暖，帮助服务对象小朱消除初到新环境后的不良情绪，摆脱孤独感，从而建立良好的专业关系。

2. 评定服务对象自身资源，了解其需求

社会工作者与工作人员沟通，让工作人员多留心观察小朱的生活细节，并分析他的行为背后的心理需求。找出小朱在院内异常表现的原因，避免工作人员采取过于简单的工作方式，而引起服务对象小朱的情绪不稳定。

3. 寻求家庭支持，缓解其情绪

与服务对象小朱的父母亲进行电话访谈，了解他的特殊的心理状况和生活状况；父母亲通过电话交流方式与小朱进行交流，让小朱在情绪上得到缓解。

4. 挖掘潜能，发挥服务对象的特长

为充实小朱的院内生活，社会工作者为他在社工部安排了清洁地面、整理文件等力所能及的工作，让他暂时忘记生活环境的不适应。社会工作者在小朱表现好时，适当给予赞扬和鼓励，激发他发挥潜力的动力。

5. 改善环境系统，营造互爱互助的生活空间

社会工作者与其他服务对象进行沟通，让他们多关心新来的成员小朱，与他交谈和娱乐，发现小朱有异常情况后，及时传达给社会工作者。

6. 行为偏差，及时修正

在生活中，社会工作者发现小朱存在着多种问题。修正他的不良习惯，鼓励小朱参加社会工作活动，让他在小组活动中得到成长，提高他与群体互动和与人合作的能力。

7. 提升价值，恢复自尊

社会工作者为服务对象小朱提供展示自己能力的平台，聘请小朱为社会工作部"解说员"，在社会工作部为他安排力所能及的劳动，并鼓励他与院内其他服务对象交朋友，在一起交流与娱乐，以达到恢复其自尊心，提升其存在价值的作用。

（三）服务程序

序号	具体服务内容	服务频率	过程评估
1	观察小朱的表现，做记录 了解小朱的生活状况和心理状况	每天 1~2 次，每次时间在 1 小时左右	整理资料，找出小朱的问题，介入
2	接触小朱，进行心理疏导	每天 2~3 次	情绪是否缓解
	小朱与父母进行电话沟通	每两天 1 次	稳定情绪情况
	其他服务对象关心小朱生活	每天 1 次，时间半小时	观察反应与生活情况
3	提供小朱展示特长的平台	每天 1 小时	适应院内生活
4	支持鼓励，激发小朱潜能和语言兴趣，参加小组活动，提高集体生活意识	每周 1~2 次	每次的行为表现，能力发挥，集体意识是否增强
5	安排劳动，解说员，与院内其他服务对象进行交流、娱乐	每天 1~2 次	提高语言表达能力，增强与环境的互动能力

（四）各个服务阶段服务内容

1. 第一阶段

阶段内容	具体工作内容
服务对象的变化情况	由情绪焦虑不安到情绪稍稳定
工作重点和目的	评定资源，交谈了解，专业关系建立
专业行动	收集服务对象资料，情绪疏导，支持鼓励，形成初步服务协议

2. 第二阶段

阶段内容	具体工作内容
服务对象的情绪变化情况	服务对象情绪从非常紧张、焦虑、不安，逐渐转变为可以很平静地与社会工作者交流
工作重点和目的	寻求家庭支持系统，了解小朱需求，缓解小朱情绪
专业行动	访谈，同理心表达，引领性谈话技巧，心理疏导，收集服务对象资料

3. 第三阶段

阶段内容	具体工作内容
服务对象的变化情况	小朱由不说话到在社会工作者的引导下说出事情的原因
工作重点和目的	了解导致服务对象情绪突变的事件（小朱的衣服和拖鞋让服务对象小东拿走）
专业行动	表达内心想法，处理事件能力，改善环境系统

4. 第四阶段

阶段内容	具体工作内容
服务对象的变化情况	服务对象情绪稳定，生活有规律，能参加小组活动
工作重点和目的	改善环境系统，修正小朱行为偏差，鼓励参加小组工作
专业行动	协调资源，小组工作

5. 第五阶段

阶段内容	具体工作内容
服务对象的变化情况	服务对象开始接受面临新生活环境的事实，互动增强
工作重点和目的	挖掘潜在能力，提升小朱的个人价值
专业行动	提供资源，安排适当工作，满足服务对象需求

四、服务计划实施过程

1. 第一阶段：疏导情绪，建立关系

及时疏导服务对象小朱的情绪，同时调查和收集服务对象小朱的有关资料。由社会工作者每天与小朱接触，通过语言和非语言等方式表达尊重、信任和接纳，社会工作者采用引领性谈话技巧，凭借鼓励、反应感受、表达同感、正面回馈等方法，让小朱表达出他的内心想法，社会工作者以关注、倾听、适当回应等面谈等技巧，为创造一个温暖安全的关系环境，让服务对象小朱自由地表达和宣泄自己的情绪，专业关系在自然中建立。

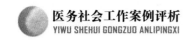

2. 第二阶段：分析资料，评定需求，为特殊服务对象小朱提供个性化服务

收集有关引发服务对象小朱异常行为的事件和资料。社会工作者与服务对象老韩交谈，了解到小朱行为异常的原因，是由于在一次洗澡时，服务对象小东拿走了小朱的衣服和鞋子，激怒了小朱，他用语言无法清楚地表达内心感受，一时心情暴躁，从而引发了他的情绪和行为异常的表现。

社会工作者了解情况后，与服务工作人员进行沟通，提示服务对象小朱的物品要妥善保管，同时要注意服务对象的情绪反应，避免再次发生类似事件，而又引发服务对象小朱的反常情绪。

同时，社会工作者轮流与小朱进行心理访谈和情绪疏导。每天由专职社会工作者多次与小朱进行交谈和娱乐。在与小朱交谈中，充分考虑到小朱是特殊的服务对象，对福利院的环境不熟悉，与人沟通有语言障碍等客观因素。社会工作者以友好态度和面谈技巧，了解到小朱上次引发他发怒的原因、小朱恋家情结和他的兴趣爱好，并加以疏导。小朱的情绪逐渐稳定。

3. 第三阶段：学会表达内心需求，情绪宣泄，发挥服务对象小朱个人特长

进一步收集服务对象小朱的有关资料，帮助小朱学会如何处理自己的不良情绪。社会工作者通过电话访谈方式，与服务对象小朱的父母亲进行沟通，了解小朱的生活习惯、兴趣爱好和心理需求，以及小朱行为异常时，工作人员应该如何控制等相关问题。

社会工作者了解到小朱会画画、做手工、打电脑游戏等兴趣爱好。虽然他不善于表达，但是他的认知很强，内心世界丰富，有很强的自尊心，所以不能当众批评他，要在人多的时候表扬他。社会工作者在工作中特别注重小朱的这些特点。每次社会工作者与小朱的父母亲电话沟通结束后，都会让服务对象小朱与母亲进行对话，以缓解小朱思家情绪。在后来的几次对话中，沟通都很顺利。

社会工作者确定导致小朱发脾气的原因后，告诉他正确的处理方式，要学会用语言去表达。社会工作者每天都会与小朱进行半个多小时的对话，以增强他的语言表达能力。他现在会主动使用礼貌用语与大家打招呼。

4. 第四阶段：整合资料，改善环境系统；开展小组工作，提高服务对象小朱与人沟通能力与合作能力

让服务对象小朱能融入友好互助的福利院生活中，同时让他参加小组活动，进一步提高他的集体意识和合作意识。社会工作者着手改善服务对象小朱生活的环境系统，鼓励其他服务对象与小朱交朋友和一起娱乐，服务对象小李和老韩主动关心他，教他礼貌用语和如何与人友好相处，使他更快地能融入到新的生活环境中。

服务对象小朱通过参加小组活动，集体意识和合作能力在与其他组员游戏互动中得到锻炼和提高。他在小组工作中表现出色，与其他组员相处融洽，得到社会工作者和其他组员的赞美，他自己感到十分愉快。平时，还能同其他服务对象在一起打球，运动。经过一段时间的恢复，小朱逐渐适应了福利院的生活。

5. 第五阶段：修正服务对象小朱的行为偏差，挖掘服务对象小朱的潜能，提高他的个人价值

服务对象小朱在不经人允许的情况下，随意拿走工作人员的物品占为己有，社会工作者应用行为修正理论和技巧，多次矫正小朱的行为问题，帮助他改掉了这个坏毛病。

为了让他在这里生活充实，父亲搬来了家里的电脑，社会工作部为他专门增设了办公桌和办公椅，服务对象小朱正式成为社会工作部的"上班一族"。他每天八点钟准时来上班，上网操作1个小时，然后他会动手做手工。同时，社会工作者还为小朱安排了收拾办公桌面、清洁地面、倒垃圾等力所能及的工作。在社会工作者每天的提示下，他的工作任务完成得很好。

为了提高小朱的语言兴趣，社会工作者专门为他"量身订制"

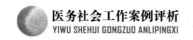
了一篇能反映小朱工作内容和心理想法的解说词，由他担任社会工作部的"头牌解说员"，并专门为他制作了解说员的工作牌，他每天戴上这个工作牌，感到特别荣耀。为了当好这个解说员，小朱下了不少的功夫。每天，他都会在操场旁边记忆背诵解说词，半个月后，他能用比较标准的普通话给现场听众进行解说，并赢得了他们的阵阵掌声。

现在，小朱的语言表达能力大大提高了，能用较通顺的语言与服务对象进行交谈，表达他内心想法。有时会与他的好朋友一起打球，玩电脑，每天都能看到小朱开心的模样，他逐渐走出了自闭的自己，不再孤独，他幸福地生活在福利院大家庭里。

五、总结评估

（一）目标达成

通过对服务对象小朱的观察与沟通，服务对象小朱达到预定的目标。在社会工作者的帮助下，他由初到福利院的反常心理状况及行为表现，到目前情绪稳定，行为正常，能用语言表达内心感受，生活适应能力显著增强，语言功能得到提高，个人能力和价值得以提升，达到肯定自我的目的；服务对象小朱通过多次参加小组工作得到逐渐成长，思维反应迅速，与人合作能力增强，集体意识增加，他的自信心得到显著提高。在福利院内生活适应性增强。

（二）服务跟进

服务对象小朱是个比较特殊的个体，所历经的周期比较长，前后工作开展达 6 个月之久，该个案工作虽已结案，但后期对服务对象小朱的跟进服务将会继续，对小朱生活自理能力和语言功能的完全恢复将是一个长期的工作过程。

六、专业反思

（一）社会工作者对自已工作的检讨

社会工作者对社会工作理念掌握不牢固，对专业知识应用不够熟练。在工作初期，社会工作者采取过心理社会模式，但是服务对象小朱是语言功能障碍者，表达与沟通能力太差，导致工作进展缓慢，服务效果在初期不明显。后期社会工作者迅速调整了工作理论与方法，采用了个案管理工作模式，才使工作顺利进行，服务对象小朱发生了改变，并取得了良好的服务效果。

因服务对象小朱是自闭症患者，与其沟通较难，在短时间里变化不大，有时社会工作者会缺乏足够的耐心，自信心不足，有畏难情绪存在。这是社会工作者应该改正的地方。

社会工作者由于知识不完备，对工作过程中出现的很多问题无法解决。服务对象小朱属自闭症患者，情况特殊，需涉及医疗康复知识、心理咨询技术等多方面的知识，比如服务对象小朱的自虐行为，经过社会工作人员的情绪疏导，可以起到减少次数的作用，但是在一段时间后，小朱还是会出现自虐行为。

（二）个案工作实践反思

1. 针对特殊的服务对象，社会工作者需要有极大的耐心和社会工作专业价值理念

社会工作者发现，尽管服务对象小朱是一个自闭症患者，但是他

拥有自决权，他自身的需求和感受就是最好的诠释，他需要得到别人的尊重和理解。在专业关系建立初期，社会工作者采用同理心，运用引领性谈话技巧，引导服务对象小朱打开心扉，让服务对象理解自己的内心冲突，体会自己的真实需要，让社会工作者了解到他的心理动机。同时，在工作初期，社会工作者考虑服务对象的特殊性，而怀疑专业关系建立困难，但在实际社会工作开展中，社会工作者应用尊重、接纳、平等、不批判的专业理念和工作原则，贯穿在整个服务过程当中，建立专业关系在自然中形成。

2. 从社会工作专业角度出发，相信服务对象是可以改变的

在该个案中，服务对象小朱是一个特殊的个体，但是，在社会工作开展中，社会工作者并没有认为小朱是一个残障者，就改变社会工作服务宗旨。相反，社会工作者遵守社工服务价值观，应用科学的社会工作理论，充分相信服务对象是可以改变的，小朱的成长改变就是一个很好的佐证。

3. 每个人都是有价值和发展潜质的个体，具有独特的个人能力，都希望得到充分发展，以促进其自我实现

服务对象小朱虽是一个残障者，但是他也有个人能力（尽管与正常人的能力之间有一定的距离），他会绘画、手工制作，会简单的劳动，社会工作者给他充分展示的机会，让他的能力得以体现和发挥。在社会工作部，他被聘为社会工作部的"头牌解说员"，并制作了工作牌，给他安排了力所能及的劳动，他就会认为自己是有能力的个体，他的生活变得充实而有意义，适应能力也得到显著增强。

4. 环境系统的改善和资源的协调对服务对象整体的改变有不可忽视的作用

"人在情境中"，人与环境只有在良好的环境中进行互动，个人才能得到发展和提高。社会工作者不仅着手改善服务对象小朱目前生存的环境系统，包括福利院工作人员与其他服务对象，同时，也整合了与服务对象小朱相关的资源系统，帮助服务对象小朱一起有效互动与

成长，有与他息息相关的父母亲和亲朋好友，还有社会工作者与服务工作人员。

在福利院，服务对象大多数为残障人员，通过社会工作者的反复倡导和教育，服务对象相处比较融洽，相互间团结互爱，亲如一家。让服务对象小朱逐渐融入到福利院这个大家庭中；同时，服务对象小朱在这个群体当中，认为自己是一个有能力的个体，他的表现得到工作人员和其他服务对象的认同，也是让他发展和改变的动力。

扩展阅读 ....

自闭症的临床表现

一般而言，患有自闭症的儿童在3岁前会出现的基本特征如下：

社交发展方面：

❖ 对外界事物不感兴趣，不大察觉别人的存在。

❖ 与人缺乏目光接触，未能主动与人交往，分享或参与活动。

❖ 在群处方面，模仿力较弱，未能掌握社交技巧，缺乏合作性。

❖ 想象力较弱，极少通过玩具进行象征性的游戏活动。

沟通方面：

❖ 语言发展迟缓和有障碍，说话内容、速度及音调异常。

❖ 对语言理解和非语言沟通有不同程度的困难。

❖ 可能欠缺口语沟通的能力。

行为方面：

❖ 在日常生活中，坚持某些行事方式和程序，拒绝改变习惯和常规，并且不断重复一些动作。

❖ 兴趣狭窄，会极度专注于某些物件，或对物件的某些部分或某些特定形状的物体特别感兴趣。

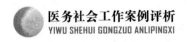
 案例点评

我国首次报告国内的四例自闭症患者案例是在 1982 年，至今也不过 30 多年。近年来，越来越多的专家学者开始重视和关注自闭症患者群体，主要集中在医学界和教育界。然而由于该病症病因不明、疗效甚微，至今尚无治愈案例，患者的康复、教育、就业、养老问题令人堪忧。很多患者及其家庭经常处于痛苦挣扎和绝望的境地。自闭症也慢慢纳入精神康复社会工作关注的范畴之一。

帮助自闭症患者康复的工作虽然成效不大，但却有着重大的社会意义，对于该群体的关注体现了人文关怀理念，也体现了我国"老有所终、壮有所用、幼有所长，寡、孤、独……皆有所养"的文化传统。本案例就是社会工作者帮助一个自闭症患者的很好体现。

精神、心智方面问题比较严重的案例是没有能力主动求助的，所以当社会工作者遇到这些需要帮助的案例的时候，一般都是第三方转介过来，社会工作者主动接案的。

从案例的背景介绍来看，服务对象是一个典型的自闭症患者的症状表现。服务对象的父母在服务对象很小的时候便开始寻医问药，遍访全国各大医院，并尝试着把孩子送到特殊教育学校接受教育，但所有的努力无果。

从案例中感受到，服务对象的父母并不是因为自己的工作忙无法照顾其生活起居才决定把服务对象送到福利院进行康复疗养的，而是因为服务对象已经 18 岁，他的父母已经挣扎努力了 18 年，他们是在所有的努力都看到不到效果后，才绝望地作出了这样的决定。同时也让自己松一口气，过一个相对正常人的生活，很多自闭症患者父母都具有这一相同的心路历程。

也可以看出，本案例的分析预估与其他案例也不尽相同。社会工作者没有从生理、心理、家庭、社会等几个方面进行分析预估，而是从自闭症患者特点和困难点开展分析预估：如建立专业关系较难，环境适应能力差，语言交流障碍，社会交往障碍——这些恰是自闭症患者的典型症状表现。对于自闭症患者来说，生理、心理原因不明，家庭、社会资源对他们的康复和进步不是关键因素。所以本案例的分析预估部分贴近实际，实事求是。

在本案例中，社会工作者们对服务对象小朱开展了深入、细致、极具挑战和艰难的工作。在制订工作计划之前，他们分别从服务对象的照看者、相关工作人员那里获取有关服务对象的各种信息，不断地进行综合梳理，在此基础上对服务对象形成一个初步的轮廓，制定进一步接近服务对象、收集资料的目标和计划。接下来社会工作者同步穿插进行的是对服务对象本人的观察和访谈，文中记录的观察和访谈至少有5次。通过观察和访谈，社会工作者逐渐对服务对象情况有了丰满和细致的了解，对服务对象的每一次行为异常和大发脾气都进行了非常仔细的回顾和反思，以找到精确地引发服务对象情绪不稳定的确切原因，在接下来的干预和辅导工作中"对症下药"。

该案例的工作目标也没有像其他社会工作的案例那样从生理、心理、社会等各个层面描述目标，而是针对服务对象"适应新环境、缓解心理压力、增强语言功能、挖掘个人能力、改善环境系统、融入福利院生活"等目的而制定了循序渐进的工作目标，分为初期目标、中期目标和后期目标。

同时，该案例也具有一定的挑战性，由于该服务对象情绪极为不稳定，经常被不易察觉的微妙因素引发异常行为，而且其情绪发作的时候很难管理和平复，会做出伤人和自伤行为，具有一定的危险性和风险性。加之工作成效又非常缓慢，需要持久的耐心和细心，对社会工作者来说，本个案工作的开展既富有挑战，又极其艰难。

正是因为社会工作者们收集资料丰富、翔实；正是因为该个案干预效果太过缓慢，所以他们的服务策略和程序才显得精细、烦琐，自闭症患者的康复需要社会工作者花费大量的时间和精力才可以有一丁

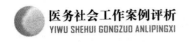

点的进步和变化。

　　该工作团队在工作过程中积累了大量的一手资料,总结了自闭症患者康复训练的经验和要点,为其他社会工作者提供了丰富的实践经验和指导。更难能可贵的是,本案例的社会工作者没有对自己所做的艰苦卓绝的工作沾沾自喜、居功自傲,而是继续反思总结找不足,不断提高自己的工作能力和水平。另外一个可贵之处在于他们并没有随着该案例的结案而停止对服务对象的帮助,而是决定对服务对象提供长期的辅导和帮助,这也是自闭症患者的希望所在和内在要求。

　　读该案例的过程中,心中充满柔情和感动,自闭症患者的不幸及其家人的伤痛让我们备感沉重,也因为有这样一群可爱的社会工作者又让我们温暖和有希冀。

宁养路上　社护同行

——癌症晚期老人居家综合护理服务案例

厦门市湖里区霞辉老年社会服务中心

宁养服务，又称临终关怀，是指帮助那些在人生旅途最后一站的人所使用的一套系统化医疗护理方案。本案例的服务对象是居家宁养老人，由于宁养服务重点关注的是服务对象的身体病理性疼痛的减轻和心理情绪的疏导，所以涉及包括服务对象在内的主要照顾者及家人等，也就是说服务对象为整个家庭。这就需要社会工作者多渠道整合各方资源，提供跨专业的综合服务。

一、背景介绍

（一）基本资料

服务对象，男，60 岁，已婚，育有一子，年轻时患有轻微的精神疾病，一直在父亲帮助下生活。2011 年 4 月被检查出肾癌；7 月，因病情发展，左半身瘫痪，在医院接受治疗；11 月份父亲去世，12 月份回家休养，日常生活由妻子照料。服务对象在承受疾病带来疼痛的同时失去了长期生活支柱，开始不讲话，经常对家人发脾气，而且家庭经济困难不能继续接受治疗。

（二）其他资料

1. 服务机构情况

本社会工作机构拥有一支集医生、护理、社会工作者及高校专家督导跨专业综合服务的团队。2011 年底承接市政府购买居家养老社会工作服务项目，并在两个试点社区开展服务。本文服务对象由 L 社区的残疾人联络员转介，介入时服务对象骶尾部已出现 2.5cm × 2.5cm 褥疮Ⅲ期。

2. 服务对象家庭情况

服务对象婚后一直接受父亲的帮助，直到父亲在服务对象生病期间去世。服务对象妻子身体一直不好，婚后在家做家庭主妇。服务对

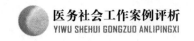
医务社会工作案例评析

YIWU SHEHUI GONGZUO ANLIPINGXI

象生病时，儿子在读大学三年级，正准备专升本的考试，后因服务对象的病情而放弃，转向找工作。服务对象时常还会得到其他 3 个兄弟姐妹的帮助。

二、分析预估

（一）家庭照护问题

服务对象处于肾癌晚期，再加上骶尾部发生褥疮，需要克服身体病理性疼痛及各种不适症状。他的生活现状除受疾病直接影响外，还与家庭照护质量有关。家庭照护质量越高，服务对象的生命质量越高。现实生活中，妻子在照护时存在许多困难：翻身、擦洗、更换床单、换药、饮食调整等。加之妻子身体不好，护理压力更大。看着卧病在床的丈夫，妻子手足无措。因此，需要提高服务对象家庭照护能力，以此来改善服务对象生命质量。

（二）身心压力

1. 服务对象本身

服务对象除需承受身体病理性疼痛和不适外，还陷入了对生活的绝望及对死亡的恐惧情绪中。这体现在服务对象情绪低落，几乎不主动跟人说话，习惯性一个人呆呆地望着窗外，有时冲家人发脾气。

2. 主要照护者

服务对象的妻子原本是一个不主事的家庭妇女，面对突然生病的丈夫，她不得不承担起照顾丈夫的责任。照顾丈夫的过程中，她的身体每况愈下，出现睡眠障碍，有时无精力照顾；心理上易陷入抑郁、担忧、焦虑、恐惧等不良情绪反应，对丈夫离世的恐惧、对病情的绝望，照顾的无意义感和疲惫感、经济的压力、对丈夫的爱恨等各种复杂情感交替变换。心灵上感到生命无常，对死亡充满恐惧。尽管承受着巨大的身心灵压力，妻子还要时常照顾服务对象的情绪，从不对服务对象发脾气。服务对象的儿子平时为父亲的病情奔走，夜间还要协助母亲照顾父亲，同样承受着巨大的身心灵压力。儿子的自尊心较强，宁愿自己到处奔走，也不愿意父亲的情形被家庭之外人员知晓。

针对身心压力，可利用香港中文大学陈丽云教授（1996）提出的身心模式，将西方的心理辅导形式与中国传统文化相结合，根据服务对象及妻子对宗教的信仰，具体运用信任、陪伴、支持、生活哲学、佛教哲学、养生方法等技巧，从身体、情绪及思想观念上介入，缓解身心灵压力。

（三）经济问题

服务对象家庭收入全部来源服务对象千余元的退休金，儿子上学、日常护理及医疗费用开销大，生活紧张。

（四）临终关怀问题

服务对象随时都可能因病情恶化而离世，还会面临临终前关怀、家属悲伤情绪的调节及后事处理等问题。

由于服务对象的问题涉及疾病治疗、家庭照护危机、身心灵压力、经济压力、临终关怀等多层面问题，涉及服务对象本人、妻子和儿子多人，而服务对象境况的改善主要依靠家庭成员。因此，需要以整个家庭为个案，采用个案管理的方式，以回应多方面和多人的需求，增强家庭照护功能。

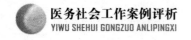

三、服务计划

（一）服务目标

1. 总目标

减轻服务对象生理病痛及心理压力，增强服务对象家庭照护功能和社会支持，让服务对象能够和家人一起，勇敢面对疾病挑战，生活更轻松。

2. 分目标

（1）协助服务对象的妻子和儿子掌握基础的护理知识和技能，尤其是肾癌晚期病人的护理，让他们能够更好更轻松地照护服务对象。

（2）改善服务对象对待家人的态度，增强面对疾病的信心。

（3）舒缓家人的照护压力和紧张情绪，增强生活的信心。

（4）加强居民委员会、邻里及社会力量对家庭的支持，协助解决部分家庭实际困难。

（二）服务策略

1. 增强服务对象的家庭照护功能

服务内容上采取治疗和预防相结合：一方面直接为服务对象提供护理及心理调适支持服务；另一方面通过缓解家人的照护压力，提高家庭护理能力，增强社会支持来提高家庭照护功能，并以此为重点。

服务介入利用社会工作和护理相结合：一方面，通过护理介入，切实解决家庭护理难题，改善服务对象身体状况，促进社会工作专业关系的建立；另一方面，通过发挥社会工作者作为需求探索者、资源整合者、协调者、引导者、支持者，协助护理、医护帮助服务对象家人更有效习得护理技能。社会工作和护理相互配合，互为支撑。

2. 努力建立良好的专业服务关系

介入切入点选择褥疮护理、指导，通过协助家人解决对他们来说相对困难的护理问题，争取家人对社会工作者及护理专业的信任，建立良好的专业服务关系。

3. 社会工作者协助护理、医护人员帮助服务对象及家人更好地学习护理技能

服务对象的家人是服务对象的直接照顾者，承担大量的照顾工作，这就需要他们学习专业的护理技能，社会工作者协助医护传授护理技能就显得尤为重要。

4. 争取外部环境家庭的支持

除了强调服务对象自身及家庭照护功能改变外，还重视周围他人、社区、政策等外部环境对家庭的支持。

（三）服务程序

服务程序表

阶段目标	时间安排	具体内容
褥疮康复；建立专业服务关系	前2个月；2次/周	护理：主要负责褥疮换药及教授家人换药方法及翻身、更换床单等基础护理技能 社会工作：多和服务对象、妻子及儿子沟通，了解各自压力并给予支持
病情跟踪及提升家庭护理技能；家庭压力疏导并扩大社会支持网络	中期3个月；4次/月	护理：针对疾病，制订护理计划，日常疾病监测观察跟踪，教授家人所需的护理知识和技能 社会工作：协助家人学习护理技能；多和家人沟通，肯定及鼓励家人的努力，调动服务对象及家庭照护动力；调动居民委员会及社会力量帮助解决家庭经济困难等具体问题
巩固家庭照护功能	后期1个月；2次/月	社会工作：回访、效果评估

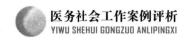

四、服务计划实施过程

服务过程记录表

第一阶段：褥疮护理，建立专业关系并做需求评估（2~3月）	
次数	具体内容
第一次	观察：社会工作者及护理通过社区居民委员会残疾人联络员找到服务对象家，发现服务对象身体骶尾部出现 2.5cm×2.5cm 褥疮Ⅲ期，妻子已采取涂抹药膏的措施，几月来未见改善。家庭环境杂乱，妻子看上去很疲惫，为服务对象翻身、大小便处理时动作生硬、迟缓并且不和服务对象沟通。儿子则在房间里没有出来，整个家庭氛围显得死气沉沉 护理处理：护理为服务对象做了换药处理，并简略告诉其妻子换药方法和翻身技巧 社会工作者：与服务对象进行了简单的互动交流，并向妻子说明来意，希望帮助他们一起更好地照护服务对象
第二次	观察：社会工作者和护理早上九点左右去服务对象家送药，发现服务对象妻子在睡觉，服务对象还没吃早餐 护理处理：为服务对象换药，并详细教授妻子换药方法和程序 社会工作者：微笑着和服务对象谈起他以前的兴趣爱好，并鼓励他"加油"
第三次	观察：社会工作者和护理员一起入户。服务对象的妻子刚刚给服务对象擦洗完毕，还熬了中药，她热情招呼工作人员进门。服务对象也微笑着跟工作人员打招呼 护理员：检查服务对象褥疮伤口，发现褥疮伤口周围已长出新的肉芽组织，原来是妻子平时按照护理指导的方法给服务对象换药。并和妻子一起复习了换药流程，与社会工作者一起训练服务对象利用右半身协助妻子翻身 社会工作者：在服务对象面前赞扬其妻子的努力。社会工作者通过和妻子交谈，了解到以前医院的一个护工会帮忙从医院拿药，借此鼓励妻子，有许多人在关心帮助他们。社会工作者还找到了社区残疾人联络员，向她介绍了近期的介入情况，并向其了解服务对象儿子的情况。从社区工作人员那里了解到服务对象的儿子高大帅气，父亲住院时所需的各种手续都是儿子在奔波。从这里可以看到儿子对父亲还是非常关心的。社会工作者希望能和服务对象的儿子进行一次会谈，进一步了解儿子对父亲的态度

续表

第一阶段：褥疮护理，建立专业关系并做需求评估（2~3月）	
次数	具体内容
第四次（专业关系突破性进展）	护理员：检查褥疮伤口，协助服务对象妻子换药，监测生命体征 社会工作者：服务对象的儿子主动参与学习换药流程、翻身技巧和会谈，并和社会工作者聊起带父亲就医时的种种困难，说到艰难处，母亲也在一旁支持儿子。社会工作者肯定了母子俩的努力及他们对服务对象的爱，并鼓励他们艰难的日子已经过去了，现在更多人在关心他们，大家共同努力，让服务对象能够生活得更好些。儿子和妻子对服务对象目前的现状也感到满意，他们希望尽自己的责任不让自己留下任何遗憾，妻子多次表示感谢工作人员的服务，这让他们感到有人支持，不再感到害怕。会谈还聊到了儿子目前的学业状况，了解到其儿子放弃了专升本的考试，现在正在找实习单位
第二阶段：制订入户护理等级及介入计划并开展服务（4月）	
督导	每次入户结束后，参与社会工作者、护理员及医生都要就案例进行讨论分析，联合制订入户护理等级及介入计划，并定期接受督导老师的督导
4月份	护理员：遵医嘱单独入户协助换药、监测生命体征及护理技能指导 社会工作者：关心支持服务对象及家人，了解照护过程中的困难并协助解决 在协助家庭护理过程中，社会工作者发现服务对象因缺乏专业护理床导致翻身、更换床单等护理难度增大，于是通过和社区居民委员会商量，利用残疾人的一些优惠政策，帮助服务对象获得防褥疮气垫床垫及一些辅助用品，解决翻身等难题，加强居民委员会对服务对象家庭的关心。同时，社会工作者在征得服务对象家人的同意下，通过社会慈善组织和企业，为服务对象解决长期所需护理用品问题，缓解家庭经济压力 4月中旬，服务对象的褥疮已基本康复。服务对象妻子已经能够熟练地帮助服务对象翻身、擦身、换床单及换药。还会利用早上空隙时间到小区买东西，显得很轻松
第三阶段：服务调整，巩固家庭照护功能（5~7月）	
5月份	观察：服务对象病情出现反复：持续头晕、反胃、呕吐、吃不下饭，体重减轻。这让刚刚对生活充满信心的家人顿时陷入了担忧 护理员：护理员定期上门监测生命体征，观察病情变化 社会工作者：与服务对象家人互相鼓励，注重将大家的注意力转移到对服务对象病情的积极应对上，和医生、护理团队一起协助家人将服务对象送至医院进一步检查治疗。病情稳定后出院在家对病情的监测和护理跟踪

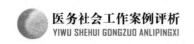

续表

第三阶段：服务调整，巩固家庭照护功能（5~7月）	
次数	具体内容
7月份	观察：服务对象病情又出现反复，生命进入弥留之际 医护团队：陪同服务对象家人密切关注服务对象的身体状况，帮助解决各种护理问题 社会工作者：陪伴在家人身边，向其澄清病情发展变化，让其接受老人即将离开的事实，并鼓励为其做最后的安抚工作。社会工作者和服务对象的妹妹一起陪伴他。服务对象妻子也鼓起勇气向其道出了父亲去世的事实，让其不留下任何遗憾。7月底，服务对象在家人关怀下安详离世。
第四阶段：结案、跟踪服务（8~9月）	
后3次	结案：随着服务对象的离世，自然结案 社会工作者：3次去看望服务对象的妻子和儿子，倾听妻子对丈夫的回忆，鼓励其"走出去"，并协助其儿子找工作。现在，服务对象的儿子已找到工作，对自己充满信心，并表示以后会好好照顾母亲

知识链接

哀伤辅导

所谓哀伤，常常是指人在失去所爱或所依附的对象（主要指亲人）时所面临的境况，这境况既是一种状态，也是一个过程。哀伤辅导则是协助人们在合理时间内健康地宣泄悲伤任务，以增进重新开始正常生活的能力。社会工作者通过一系列的方法，并且配合哀伤不同阶段的表现，帮助服务对象减轻精神层面的情绪负荷，协助其去表达情感以及逐渐建立新的认知和体验。从而让服务对象适应失落之后的外在环境，并促进其重新建立自我和社会关系，使其更有能力去面对未来的生活。

五、总结评估

此个案比较成功，基本达到了预期的目标。虽然服务对象最终离世，但服务对象的家人照护能力的提升、对服务对象的理解和照顾、家庭成员之间的理解和团结、居民委员会及社会对家庭的关心和帮助共同为服务对象创造了一个友爱而有尊严的生存环境，让服务对象在人生最后的道路上走得更轻松自然。

个案比较遗憾的地方在于直接针对服务对象的服务，特别是心理调适层面服务较少。这可能受两个因素的影响：一是服务对象自身表达功能的弱化，服务对象不能长时间和社会工作者聊天，只能通过简短的语句回应工作人员的要求；二是整体服务设计上侧重家庭照护能力的提升，社会工作者将更多时间分配到与服务对象家人的会谈上，而忽略了与服务对象之间的沟通。

六、专业反思

（一）跨专业个案管理方法是介入居家养老宁养服务的有效方式，社会工作者和护理在其中扮演着重要角色

宁养服务，又称临终关怀，是指帮助那些在人生旅途最后一站的人所用的一套系统化医疗护理方案。本案例中将服务范围缩小到居家宁养老人。由于宁养服务重点关注服务对象的身体病理性疼痛的减轻和心理情绪的疏导，涉及到服务对象、主要照顾者及家人等不同对象，这就需要以整个家庭为工作对象，运用社会工作个案管理方法，跨专

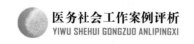

业合作。其中社会工作者和护理扮演着重要角色。

跨专业团队服务中，社会工作者作为个案管理者，贯穿于接案、需求评估、服务计划制订、服务介入、结案及跟踪服务始终，在需求评估、对服务对象及家人的心理调适与支持、外部资源链接、家庭功能、社会支持网络方面发挥了专业优势，同时负责各方之间的沟通联系，充当需求探索者、资源整合者、协调者、引导者、直接服务提供者作用。护理专业在直接护理服务、改善服务对象身体状况及培训主要照顾者护理技能以提高家庭照顾能力方面发挥直接效果。

社会工作和护理相互配合，互为支撑。一方面护理介入能够协助解决家庭护理难题，改善服务对象身体状况，增强服务对象及家人对疾病的信心，促进社会工作专业关系；另一方面，通过发挥社会工作需求探索者、资源整合者、协调者的作用，协助医护人员帮助主要照顾者及家人更有效地学习护理技能。

（二）跨专业个案管理程序分"六步"走

知识链接

社会工作督导

社会工作督导，是专业训练的一种方法，是由机构内资深的社会工作者，对机构内新进入的工作人员、一线初级工作人员、实习学生及志愿者，通过一定的程序进行持续的监督与指导，传授专业服务的知识和技术，以增进其专业服务技巧，进而促进他们成长并确保其服务质量的活动，可以在一个小组中实现，也可以在一对一的基础上实现。

评估服务对象需求→建立个案管理档案→制定入户护理等级→开展入户护理服务（入户联系、护理服务、照顾者学习、家庭困难了解和解决、入户护理服务评估）→更新档案跟踪管理→接受专业技术督导。其中专业技术督导对整个服务起着"保驾护航"的作用。

（三）社会工作专业关系的确立

居家宁养服务开始介入时，工作团队往往需要面对服务对象及其家人的一些不良情绪，社会工作者就需要用持续的信任、陪伴、支持、协助解决困难来获得服务对象的信任，以此建立专业关系。

（四）专业伦理：相信服务对象的潜能

当面对的服务对象是不能自理的老人或是身患绝症的病人时，也要相信服务对象的潜能，尊重并发挥服务对象的能力。此案中，社会工作者充分利用服务对象右半身能动的能力，训练其配合照顾者做翻身、饮水等动作，减轻照顾压力。

案例点评

该案例主要是针对癌症晚期老人开展的服务，探索出了跨专业个案管理介入居家养老宁养服务的有效模式。本案例中，服务对象的问题复杂多元，且有多重需求，需要提供整合性服务。因此，社会工作者选择运用社会工作个案管理的方法进行介入。总体上看，在个案的选择与关系的建立——综合评估——制定服务计划——资源协调与计划执行——监督评估——结案跟进这六个阶段上体现出了社会工作专业工作流程的规范性和细致性特点。

在服务对象选择、关系建立与综合评估阶段，以下三点是值得肯定的：其一，社会工作者有意识的评估了服务机构内部的基本情况及现有资源。这不仅是对机构的负责，更是对服务对象负责。其二，较为详细的对服务对象多元化的问题，及多重化的需求进行了评估分析。

其三，关注到了服务对象对佛教的信仰，这是对其提供精神慰藉的重要切入点。需要注意的是，在预估阶段，该案例未呈现对服务机构外部资源的评估分析。社会工作者不仅要对服务机构内部所拥有的资源进行了解和评估，还应充分关注到服务机构外部的有形资源（如：人力、物力和财力等）和无形资源（如：技术、知识、组织和社会关系等）。社会工作者可以通过构建资源网络图的方式了解其潜在资源，并考虑到这些资源能否为服务对象或其家人所用。

在制定服务计划中，社会工作者思路清晰，服务内容具体，层层递进。社会工作者紧紧围绕"减轻服务对象生理病痛及心理压力，增强其家庭照护功能和社会支持"的总目标展开工作。以治疗和预防相结合的服务内容为工作重点，强调社会工作和护理相结合的服务介入方式，并选择褥疮护理、指导为介入切入点。

在资源协调与计划执行阶段：其一，社会工作者的服务过程记录表清晰地展现了服务对象及其家人各方面的变化和个案管理团队所提供服务的情况。其二，在不同阶段为服务对象及其家人进行了社会资源链接，如：利用残疾人的一些优惠政策帮助服务对象获得防护辅助用品；医护团队定期上门为服务对象提供服务。其三，佛法对临终的关怀，成为病人与家属双方最佳的心灵救护。在临终关怀阶段，社会工作者恰当的选择了身心灵模式。尝试将西方的心理辅导形式与中国的传统文化相结合，并根据服务对象的宗教信仰，恰当地运用了信任、陪伴、支持、生活哲学、佛教哲学、养生方法等技巧，从身体、情绪及思想观念上介入，一定程度上缓解了服务对象身心灵压力，让服务对象安然走完人生中的最后时光。由于人们在心理和心灵上的改变是缓慢的，因此，建议在服务提供的过程中多次使用这种技巧，阶段性的帮助服务对象进行心理和心灵上的调适，使服务对象在人生最后阶段，能够认识死亡并接受事实，心中不生苦恼，进而寻求解脱，超越死亡。最后，在服务对象父亲去世这个问题上，由服务对象的妻子自己选择告诉服务对象其父亲去世的事实，体现了社会工作者遵守案主自决的原则。

　　本案例虽然在资源协调与计划执行阶段有成功之处，但尚有进一步提升的空间。首先，社会工作者可以充分发挥在资源链接方面的能力及优势，更多地关注到服务对象身边潜在的社会支持系统，从而使问题得以有效解决（如为家庭寻找经济支持等）。

　　其次，社会工作者可以针对服务满意度和服务团队合作情况进行深入评估。这样做，一方面可以对介入效果及介入目标的实现程度进行有效的监控；另一方面也能够验证工作方法的有效性，从而为专业反思和提高服务水平提供科学依据。

　　最后，在结案跟进阶段，社会工作者对服务对象家人开展了哀伤辅导工作。社会工作者应更多地考虑服务对象妻子未来的生活可能会面临的问题，帮助她看到自身的潜能，进一步加强与社会的连接，积极的迎接未来的新生活。

23 年后　他在病魔中重生

——社会工作在精神康复中的运用

深圳市南山区惠民综合服务社　韦城权

精神疾病是一个特殊的病种，治愈率低，康复时间长，绝大多数患者都需要通过终生服药来维持健康。对于精神疾病患者来说，社会工作者的角色不同于精神科医生和心理治疗师，他是支持者与资源整合者。曾经有一位多年从事精神疾病康复的社会工作者说："社会工作在精神疾病康复领域，比专业更重要的是陪伴、包容和接纳。"

一、背景介绍

（一）基本信息

服务对象姓名：阿民（化名）；性别：男；年龄：49 岁。

（二）个案背景资料

1. 接案途径及原因

在一次对社区精神病患者回访过程中了解到服务对象患有精神分裂症，但不能很好地遵照医嘱按时、按量坚持服药治疗，疾病反复发作，因其犯病的时候有伤人行为，家人怕其出去伤害他人，无奈之下将其长期关锁在家中。另外，服务对象因为一直没能够较好地配合康复治疗，疾病的反复发作严重损害了其正常的社会功能。阿民已丧失劳动能力，只能做一些简单的家务活，但自理尚可。社会工作者了解情况后，决定介入。

2. 曾经作出的调适及成效

服务对象与其母亲曾于 2008 年到所属社区职康中心求助，希望职康中心能让服务对象到那里参加康复训练，但职康中心工作人员以服务对象不适合在职康复为由，婉拒了服务对象的请求。

3. 行为表现

服务对象患病时间比较长，各项社会功能退化比较严重，已经丧

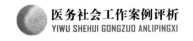

失劳动能力，行为退缩。

4. 人际关系

服务对象与母亲的关系较好，与女儿关系一般，与老婆的关系不太好。除此之外，服务对象与外界几乎没有任何联系。

5. 情绪状况

服务对象常因难以入睡、无人陪伴感到苦恼和孤独，也因疾病需长期服药备感无奈。

6. 精神疾病记录

服务对象自1989年开始精神异常，后在深圳市某医院确诊为"精神分裂症"，病程23年，先后在多家医院住院治疗，接案前关锁在家中。

7. 经济状况

服务对象一家主要靠老婆打零工和父亲留下的一些钱以及低保维持生计，家中还有一位70多岁的老母亲，和一个刚上高中的女儿，家庭经济不宽裕。

8. 暴力倾向

服务对象曾经在发病的时候将其父亲打伤，暴力倾向仅局限于家庭内部，没有对陌生人实施暴力的记录。

9. 支援网络

从个人、家庭和社会三个方面看，在个人方面，服务对象愿意与人交流，有自我改变的能力。家庭方面，母亲有充足的时间照顾和陪伴服务对象；妻子能为他提供必要的物质基础；女儿是他的精神寄托和改变的动力；姐姐、哥哥和弟弟逢年过节会来看他，给他心理和物质上的支持；父亲留下来的房子为他提供了居住保障。社会方面，服务对象申请了最低生活保障金。另外，深圳市残疾人联合会对低收入精神疾病患者有一定额度的医药补贴。

二、分析预估

（一）运用认知行为理论分析服务对象的问题和需要

认知行为理论认为，在认知、情绪和行为三者当中，认知扮演着中介与协调的作用。认知对个人的行动进行解读，这种解读直接影响着个体是否最终采取行动。本案例中，服务对象认为精神疾病是一种无法治愈的疾病，吃药与不吃药都没有太大关系，大不了发病再住院。基于服务对象这种片面的认知，导致他不能很好地按照医生的医嘱坚持治疗、规律服药，产生的结果是服务对象疾病反复发作而多次住院治疗。因为一般精神疾病每次发病的愈后效果都不如前一次好，所以造成了服务对象愈后效果越来越差，以至于几乎丧失了基本的社会功能。鉴于此种情况，要改变服务对象的状况，必须先要减少服务对象发病次数，这就需要坚持治疗、规律服药。于是，如何让服务对象坚持服药治疗就成了社会工作者介入的重点，通过上面的分析，我们知道，那就是要改变服务对象对精神疾病治疗和康复的认知。

（二）运用增强权能理论分析介入服务

增强权能是指增强人的权利和能力。其基本理论假设主要包括：一是个人的无力感是由于环境的压迫而产生的。二是社会环境中存在着直接和间接的障碍，使个人无法实现他们的权能，但这种障碍是可以改变的。三是每个人都不缺少权能，个人的权能是可以通过社会互动不断增加的。四是受助者是有能力、有价值的。服务对象目前才49岁，一些基本的社会功能几乎丧失殆尽，这与一些同年龄的、患同种疾病且病程相近的其他精神疾病患者相比，显得严重得多。其中的原

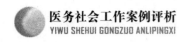

因除了服务对象不能很好地配合治疗外，还有很大一部分的原因是由于服务对象权能的缺失。所以，社会工作者要寻找社会环境中造成服务对象权能缺失的直接和间接的障碍，如服务对象被约束、和妻子关系不好等；同时也要让服务对象了解到他是有能力有价值的，是可以通过一些简单的社会互动增强其权利和能力的。

> **知识链接**
>
> ### 认知行为疗法
>
> 认知行为疗法源自于心理学的认知行为理论。认知行为治疗的核心思想认为，人的情绪来自于人对所遭遇的事情的信念、评价、解释或哲学观点，而非来自事情本身。所以改变情绪以及因情绪而促发的行为结果，首先需要找到并改变存在缺陷的不合理认知模式，它们常常是一种歪曲自动思维，需要仔细地探查才能发现。找到这些不合理认知以后，通过一系列的对话技术以及家庭作业，帮助服务对象学会这种自我质疑以及自我修正的方法，从而解决自身的问题。

三、服务计划

（一）服务目标

（1）协助服务对象正确认识什么是精神分裂症、精神分裂症治疗康复的方法，以及造成服务对象目前困境的原因，促使其配合疾病的治疗。

（2）协助服务对象逐渐恢复已经丧失的基本的社会功能。

知识链接 ··

药物依从性

药物依从性（Patient compliance/Treatment compliance）是指病人接受、同意并正确地执行治疗方案，这包括遵循准确的服药时间、剂量和复诊时间，以及遵守个别药物的饮食限制等。通俗地说，是指病人按医生的规定进行治疗，与医嘱一致的行为。相反的概念是药物非依从性。即使是最好的治疗，病人不依从也会失败。非依从性最明显的后果是疾病没有减轻或治愈。对于一些相对严重的精神障碍，例如精神分裂症、抑郁症，依靠药物来控制病人的精神症状是帮助他们恢复自身功能的重要组成部分，所以药物依从性在这些病人的康复方面起到了重大作用。

（二）服务策略

（1）从服务对象的孤独感入手，经常通过电话联系和面谈的方式，表达社会工作者对他的关心，从而减少服务对象的寂寞感，促使其对社会工作者产生信任感，并与其建立良好的关系。

（2）因为女儿是服务对象的寄托和希望，经常和服务对象谈论一些有关其女儿的学习、女儿的未来等事情，促使服务对象配合接下来的治疗和康复，或增强其治疗和康复的动力。

（3）通过面谈改变服务对象对精神分裂症的片面认知，协助服务对象认识到，精神分裂症是可以通过坚持治疗保持在一个良好的健康状态，可以像正常人一样工作和生活，借此来增加他改变的信心。

（4）运用增强权能理论，协助服务对象了解到，造成他现在这种

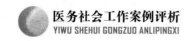

境况的，并不是他个人原因造成的，而是他所处的环境的压迫造成，服务对象本身是有能力去改变的，社会工作者始终和他站在一起。

（三）服务程序

1. 接案

与服务对象进行初步接触，初步评估其问题和需要，判断是否与社会工作者提供的服务内容和性质相符，决定是否接案。

2. 收集资料

详细收集与服务对象有关的资料，并对服务对象问题的成因和发展变化进行评估。

3. 制订计划

与服务对象一起制订介入计划，以确保为服务对象提供的服务是合适、有效的。

4. 签订协议

与服务对象签订服务协议，明确双方责任和义务，增强服务对象改变现状的动力。

5. 开展服务

按照制订的服务计划提供服务，需要社会工作者根据介入的具体情况采取不同的策略和方法，扮演不同的角色，以保证介入服务的顺利进行。

6. 结案

当服务对象和社会工作者都认为制定的目标已达到，或者服务对象已经具备独立面对和解决问题的能力时，可以结案。

7. 评估

对个案介入服务效果和效率进行评定。

8. 追踪

在结案之后，有时还需要根据服务对象情况安排跟进，调动资源，支持服务对象，巩固服务对象已经取得的进步。

四、服务计划实施过程

（一）第一阶段：孤独为媒，建立关系

　　服务对象是社会工作者在一次电话回访社区精神病患者时开始接触的。从其母亲那了解到：服务对象生于 1963 年，在家中排行老三，有一个姐姐，一个孪生哥哥和一个弟弟，他们都已结婚，分居各处。服务对象已婚，育有一女，14 岁，刚考上高中。父亲已去世，现与母亲、老婆、女儿同住一起。因为母亲年迈、老婆上班、女儿上学，服务对象每天都待在家里，又不喜欢看电视，没什么兴趣爱好，更没有朋友，因此备感孤独和寂寞。社会工作者了解情况后决定从服务对象的心理需求入手，每隔几天就给服务对象打一个问候的电话，表达关心之情，以至于到后面去家访的时候，服务对象对社会工作者已经很信任了，两人的谈话就像两个老朋友在聊天。有了这些经历，社会工作者和服务对象的关系就很自然地建立起来了。

（二）第二阶段：情牵女儿，激发动力

　　建立了良好的关系以后，根据社会工作者以往的工作经验，必须掌握服务对象更多更详细的资料，寻找介入行动的突破口。因此，社会工作者并不着急，而是继续和服务对象拉家常，从个人到家庭，如年轻时候的模样、自己最自豪的一些事情、家人在自己心中的样子（社会工作者给服务对象布置的家庭作业）等。在家庭作业中，在谈到女儿在自己心中的样子时，服务对象描述了大概这样一段话："我的女儿，就要上高中，我希望她能够好好学习，将来考上一所好的大学，有一个好的未来。我这辈子已经这样了，我唯一不放心的就是她了，她是我全部的希

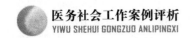

望。可惜我不仅不能照顾她，还拖累了她……"到此，社会工作者认为这是一个突破口，以服务对象的女儿为媒介，激发服务对象改变的动力，就算是为了女儿，服务对象必须变得比以前更好，至少不要比现在更差，现在服务对象还能自己照顾自己，让女儿安心念书。

（三）第三阶段：纠正认知，改变行为

经过一番陈述和分析，服务对象认同了社会工作者的看法，就是服务对象必须变得更好，不要成为女儿的后顾之忧，有了治疗和康复的动力。可是刚刚激发出动力，又遇到了新的问题，服务对象听说精神分裂症是一种治不好的病。这个片面的认知导致了服务对象以往自暴自弃，不能按医嘱坚持治疗和康复的消极行为。面对这个问题，社会工作者从专业的角度阐述，打消服务对象的顾虑。社会工作者告诉服务对象：精神分裂症是精神疾病的一种，临床症状大部分人主要表现为幻觉和妄想，但这种症状只占了患病期间很少一部分的时间，其他时间患者和常人无异；精神分裂症是一种慢性疾病，与高血压、糖尿病一样是能够康复的，只要坚持治疗，减少复发，就能维持在一个良好的健康水平，像其他人一样正常地工作和生活；社会工作者在精神专科医院上班，除了社会工作者的经验以外，医院的专科医生都可以为服务对象制订治疗方案，提供康复指导意见。通过建立服务对象对精神疾病的正确认知，促使服务对象采取积极的治疗和康复行为。

（四）第四阶段：增强权能，我在行动

解决了服务对象对治疗和康复的不配合问题，接下来还需要做一件事，就是增强服务对象的权利和能力。这一阶段，社会工作者重点工作：一是向服务对象解释增强权能理论的原理，让服务对象认识到他的问题是由于环境的因素形成的，他是有价值和能力的，他的能力是可以通过一些简单的社会互动增强和提高的；二是创造条件，让服务对象有机会做一些力所能及的事情。具体做法是：从家庭内部开始，

说服并鼓励服务对象的母亲让服务对象做一些家务，开始时是周一、周三、周五每天给花浇水（服务对象家中养了十几盆花草）、打扫卫生、拖地，其他时间休息；后来除了浇花、扫地之外，增加了周二、周四做饭，先做一餐，后面才做两餐；最后是让服务对象走出家门，去买菜，买日用品等，让服务对象真正接触社会上的人，逐渐恢复其已经丧失的部分社会功能。需要注意的一点是，所有让服务对象做的这些事情，开始的时候一定要有人教他、陪伴他，给他支持和鼓励，通过他自己的努力获得进步，让服务对象产生成就感与满足感，看到一个可以实现的希望，在复康的路上越走越好。

（五）第五阶段：前进路上，你我同行

目前，服务对象的复康之路在朝着预期的目标和方向前进，而精神疾病复康需要一个长期而漫长的过程，社会工作者不可能一直跟随，当一切步入正轨之后，整个介入行动也接近了尾声。此时，社会工作者开始延长了和服务对象接触的时间，并交代一些以后康复过程中需要注意的事项。最后结案了，社会工作者告诉服务对象：以后的康复就靠服务对象自己了，仔细想想，一直以来，主要都是靠服务对象自己的，请相信自己，一定能行！虽然结案，但结案并不是终结，如果有需要还是可以随时联系社会工作者的，在前进的路上，社会工作者是你永远的伙伴。

五、总结评估

（一）总结评估方法

1. 基线测量方法

采用基线测量方法对介入行动进行评估。在介入初期，对服务对

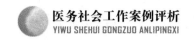

象的行为和社会功能进行衡量，建立标准基线。在介入过程中，通过直接观察、记录服务对象行为和社会功能的变化情况，通过介入前后记录数据的比较，得出介入行动是否有效。本案例中，介入前服务对象不能按医嘱服药治疗和康复，整天待在家里无所事事。介入后，服务对象能够很好地按照医嘱服药，并且能够帮家人做一些力所能及的事情，社会功能也在慢慢恢复中。因此，可以判定，介入目标达到。

2. 任务完成情况测量方法

采用任务完成情况测量方法。对服务对象介入目标具体行动和任务进行测量，详见下表。

任务完成情况测量方法

项目/目标	具体行动/任务	测量结果				
		没有进展	极少实现	部分实现	大体上实现	全部实现
规律服药、坚持治疗	每天早上能按时按量服药					√
	每天中午能按时按量服药					√
	每天晚上能按时按量服药					√
社会功能康复情况	周一、周三、周五能坚持浇花				√	
	周二、周四能坚持做饭			√		
	周六能坚持出家门			√		
目标整体完成情况					√	

由上表可知，介入目标达成。

（二）总结评估内容

1. 目标达成情况

（1）服务对象能够正确认识精神分裂症、正面对待疾病的治疗和康复，能很好地按照医嘱按时按量坚持服药治疗。

（2）服务对象目前能够按照计划有条不紊地进行社会功能的恢复和康复训练，并且其社会功能较之前有了一定程度的进步和提高。

2. 服务对象评估

服务对象每天都会有一些事情做，再也不像以前那样颓废了。他说，非常感谢社会工作者对他的帮助和开导，现在他觉得自己还有价值，还能为家人、为女儿做一些事情，他感到很开心。原来他觉得他就是个废人，没有想到社会工作者来了以后给他开辟了一片明朗的天地，对社会工作者的帮助，他感到非常满意。

3. 自评

对于整个介入行动的整体效果，社会工作者还是比较满意的。介入行动基本上都能够按照计划进行，进展得也比较顺利，最后也较好完成了预期目标。在介入过程中，社会工作者运用专业知识和理论，通过倾听、同理、接纳、尊重等工作手法，扮演支持者、教育者、使能者等角色，为服务对象提供了人性化的帮扶服务。

采用不同的评估方法，通过对介入前后不同内容的评估，结果显示社会工作介入到精神疾病康复中是有用的。

六、专业反思

本文所涉及的服务对象患的是精神分裂症，精神疾病是一个特殊的病种，该疾病治愈率低，康复时间长，绝大多数患者都需要通过终生服药来维持健康，加上患者自己对精神疾病有强烈的病耻感，以及社会上很多人对精神疾病的歧视，这给精神病患者很大的心理压力。社会环境因素极大地影响了精神疾病的治疗和康复，导致很多精神疾病没有能够早发现、早治疗、早康复，或者是治疗后没有能够很好的康复，反复发作，愈后效果越来越差，直到整个人都颓废掉。面对这一现状，精神疾病的社会工作介入便成了我们社会工作者需要考虑的问题。闻道有先后，术业有专攻，精神科医生负责的是精神疾病的治疗，治疗后他们很多就散落在社区里面了，他们是需要继续康复的，这就使我们社会工作者有了用武之地。本案例中，社会工作者只是做了很少很少的一点事。根据以往的工作经验，精神疾病康复存在着获得社会资源和支持少、病耻感强烈、人们对精神疾病的歧视等问题。为此，我们应该做的，能做的，还有很多很多。

 ## 案例点评

对于精神病患者而言，社会工作者的角色是支持（如情绪调节、接受倾诉、对药物和治疗的态度与认知重建、依从性等）与资源整合，以及家庭服务（如情感支持、关系修复、资源调动等）。在本案例中，社会工作者对服务对象进行了全面的评估，包括疾病史（如发病、病程、治疗过程与效果等）、当前疾病状况及影响、日常行为表现和情绪状况、人际关系（包括最重要的家庭关系，因为服务对象目前的人际关系范围非常狭窄，源自于人际功能的损伤，例如回避、退缩）、经济状况以及某些特殊需要关注的问题（如暴力倾向）和资源（如个人资源以及过往的努力、支持网络、有关的救助政策和可获得性）等。经过仔细的评估，社会工作者发现服务对象首先需要改善的是控制症状，并在此基础上逐步恢复社会功能。而症状控制的失败主要症结在于服务对象长期较差的药物依从性，所以社会工作者将个案的服务首先聚焦在药物依从性的问题上，焦点准确，同时也考虑到了其紧迫性。

随着对服务对象认识的深入，社会工作者识别出服务对象药物依从性不良的主要原因是对药物治疗以及自己疾病方面的不合理认知，这种不合理的认知引发了服务对象对于自身疾病的消极态度和对药物治疗的负面情绪，从而引发在行为上的抗拒和逃避，以及自我封闭。这加长了服务对象的病程、延误了治疗良机甚至导致问题加重和反复住院。关注并非知识上的欠缺，而是认知方式上的缺陷。本案例报告有一点美中不足，就是缺少一些对话记录，没能展示社会工作者如何与服务对象进行认知修正或重建的具体过程和操作技巧，使得读者从该个案展示中的学习稍有欠缺。

在工作目标设置上，社会工作者明确了服务开展的两个目标：对自身疾病以及药物治疗的认知重建，个人社会功能的恢复与提升。这两个目标都非常有必要，其实还有一个工作目标非常有意义，即服务对象家庭关系的改善。从前面的资料不难看出，社会工作者在个案服务中对服务对象进行认识的一个重要思路就是分析个体与其环境之间的关系对问题形成和维持的影响。就本个案而言，服务对象会因家人自己对疾病状态的不理解而产生责难和拒绝，家人的态度又反过来影响到服务对象的情绪状态和行为倾向。所以如果要更好地帮助服务对象改善个人功能以及缓解疾病，需要有一个足够支持、理解和温暖的家庭环境。在具体帮助计划中，社会工作者可以采取家庭会议或与家属会谈的方式，帮助这个家庭建立更为健康的关系模式，提升家属对服务对象疾病的接纳和理解。

从与服务对象的互动方式上看，与这类服务对象面谈比电话联系更合适，因为服务对象需要感受到一个真实的人，需要面对面的交流，从而建立现实的关系，这更有助于服务对象状态的改善。电话联络可以简短和精练，把电话联络作为一种辅助手段是不错的选择。在社会功能的重建过程中，社会工作者帮助服务对象从家里到家外，从为自己到为别人，逐步打开和拓展服务对象的生活空间和体验范围，这对于功能损伤严重的服务对象来说，是非常有帮助的。

关于关系的建立，起初的关怀、尊重，有助于服务对象在情感上接受社会工作者进入与自己的关系中。对于社会工作者来说，从服务对象的需求出发，去建立关系是非常有效的工作思路。在服务过程当中，社会工作者应始终保持理解、支持，这对服务对象有一定的疗愈作用。因为服务对象自身的退缩，使得他与外界的联系与交往过分贫乏，在与社会工作者的接触过程中，服务对象能够慢慢重建交往的感觉以及对外部世界的信任和兴趣。在巧妙的对话中，社会工作者促使服务对象有改善病情的动机，并且因为前期良好关系的建立，服务对象愿意与社会工作者合作开展工作，例如完成家庭作业、坦诚谈论内心感受以及过往经历。此时，社会工作者应更多地理解服务对象的内外在处境，从而获得帮助服务对象的新思路，例如合理地运用服务对象对女儿的爱与牵挂，帮助服务对象看到希望并力求改变。有了改变的动力和获得社会工作者积极的情感支持，服务对象将会更有勇气去面对改变过程中必然经历的困难与反复，这是服务对象过去生活中很缺乏的。同时也是社会工作的专业关系不同于其他社交关系的一个方面，即以服务对象利益为中心，并且始终保持不变的信念和信心，这种态度和关系本身就给服务对象面对未来的挑战注入了动力和意志。个案服务是一个通力合作的过程，而良好的专业关系培养和维系，是这个合作过程得以实现并且治愈服务对象的基石。

从案例报告来看，社会工作者对个案进行了服务成效的评估，从服务对象自身的改变程度这一角度来确定结案的时机。结案并不等于抛弃服务对象，其意义在于让服务对象在拥有自身能力的情况下去拓展自己的生活，承担起自我帮助的责任，这是整个个案工作中非常重要的环节，同样带有治愈性。因为服务对象有能力独立而不是因为解决了所有问题而结束个案，这是一种合理的结果。从个案报告中的评估部分来看，服务对象也的确达成了个案工作的目标。社会工作者提到结案不是关系的终结，社会工作者仍然是服务对象永远的伙伴。这里有两层含义：服务对象知道社会工作者在现实生活中没有消失，无论将来是否联系，知道这个事实都是一种安慰与支持；另一层含义说明服务对象内化了社会工作者的一些功能，而变得有能力面对生活，社会工作者以这样的形式与服务对象同在。

谁是最可爱的人

——住院康复支持小组案例

上海市民政第一精神卫生中心　崔巍峥

　　长期住院的服务对象由于院舍化的关系，对于需要和满足的主动性变得很低，习惯了听从医生或者护理人员的建议，自主性较差。社会工作者从生理—心理—社会三方面出发，结合社会工作的需要理论和增权理论，帮助服务对象提升自我意识和能力，使其更好地接受康复治疗。

一、背景介绍

（一）机构背景

上海市民政第一精神卫生中心是直属于上海市民政局的一所二级精神疾病专科医院，院内共收治了 600 余名慢性精神疾病患者，提供收、治、教、工、娱、疗、康复等服务。这类病人住院时间长，有相当一部分属长期在医院休养。社会适应功能缺失，缺乏家人的关爱，年老体弱比例逐渐上升。为了改善医疗护理效果，促进精神疾病患者的康复，缓解其社会功能衰退，医院对慢性精神患者以药物、心理、康复治疗相结合，实施了各种形式的康复训练，对病人功能退缩与保留残存功能起到了积极作用。

（二）小组背景

该小组中的服务对象共 8 人，均为医院复退军人病区的成员。他们曾是战场上坚强的战士，但由于发病，不得不离开部队，在这里进行医疗照顾和康复训练。长期的住院生活使他们逐渐远离社会，随着年龄的增长也让他们患上了各种躯体疾病。虽然在物质上他们有专门的财政补贴，但是在心理和社会层面他们还需要有更深层次的关心和照料。

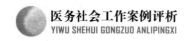

二、案例分析

此次小组的服务对象为复退军人病区的 8 名休养员，在看了他们的病史以及和他们的访谈后发现他们都有一些共同的特征：他们都是各自寝室的寝室长，年龄都偏大，都是长期住院，均有一些老年病。在平时的医院生活中，他们都积极地参加院内组织的各种康复活动，如合唱、书画、作业治疗、运动会等。通过医生得知，他们的恢复状况都良好，但由于长期住院的关系，他们的问题归结起来就是：对待生活的积极性和热情较低，不太喜欢动，比较懒，互相之间的交流沟通较少，简单来说就是"懒、散、差"。

在分析完这些情况以后，社会工作者打算以心理—生理—社会的角度分析他们存在的问题与需求，并从这三方面入手帮助他们，提高他们的自信和对生活的积极性，改善"懒、散、差"的生活习惯。

三、服务计划

（一）小组理念

根据马斯洛的需要理论，人的需要和满足是自主的，从生理—心理—社会的角度来看，人的需要和满足不是单方面的，而是这三方面的结合。长期住院的服务对象由于院舍化的关系，对于需要和满足的主动性变得很低，习惯了听从医生或者护理人员的建议，自主性很差。社会工作者从生理—心理—社会三方面的角度出发，结合马斯洛的需要理论和增权理论，帮助服务对象提升自我意识和需要，更好地使他们接受医院的康复治疗。

（二）小组基本情况

1. 小组名称

谁是最可爱的人——住院康复支持小组。

2. 小组运作模式

（1）通过生理—心理—社会的角度帮助服务对象改善"懒、散、差"的习惯，帮助服务对象提高社会功能。

（2）通过优势视角提高服务对象的沟通能力和技巧，提高自信心。

（3）通过马斯洛需求理论提高服务对象对生活的积极性和热情。

知识链接

优势视角

优势视角是一种关注人的内在力量和优势资源的视角。意味着应当把人们及其环境中的优势和资源作为社会工作助人过程中所关注的焦点，而非关注其问题和病理。优势视角基于这样一种信念即个人所具备的能力及其内部资源允许他们能够有效地应对生活中的挑战。

3. 小组目标

（1）总体目标。改善服务对象"懒、散、差"的习惯，提升服务对象的沟通能力和互相之间的信任，增加服务对象的自信心和对生活的热情，帮助服务对象提升社会功能，为其将来回归社会打下基础。

（2）具体目标。增加运动，强身健体；互相信任，真诚待人；自信乐观，热情生活。

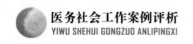

4. 小组性质

同质性、封闭性团体。

知识链接

需求层次理论

马斯洛需求层次理论是人本主义科学的理论之一，1943年由美国心理学家亚伯拉罕·马斯洛在《人类激励理论》论文中所提出。书中将人类的需求像阶梯一样从低到高按层次分为五种，分别是：生理需求、安全需求、社交需求、尊重需求和自我实现需求。

（三）小组程序

单元主题	活动过程	活动目标
第一单元：缘来在一起	1. 社会工作者短讲 2. 自画像或自我介绍 3. 破冰游戏 4. 商定小组契约 5. 总结与分享	建立社会工作者与组员之间的专业关系；建立组员之间的信任关系；使组员了解小组主题和目标；了解组员的意见，使下次的活动更有针对性
第二单元：让我们动起来	1. 热身游戏：开火车 2. 运动操 3. 疾病知多少 4. 团队游戏：双人乒乓 5. 总结与分享	用热身游戏增进组员之间的感情；运动操让组员动起来，帮助组员增强体质，增加活力，预防疾病；增加组员预防生理疾病的知识；增加组员之间的团队合作能力；根据反馈和预估表的结果来制订下一次的活动计划

单元主题	活动过程	活动目标
第三单元：我们是兄弟	1. 运动操 2. 信任游戏：地雷阵 3. 信任游戏：躲避球 4. 填写反馈意见表 5. 布置作业：组员互相之间了解对方的优点	通过锻炼，增进体质，提高身体素质；增进组员之间的交流默契；增加组员之间的信任度；了解组员在3次活动以后有什么意见以及对小组活动的认可程度；帮助组员之间更好地互相了解，并为下一节内容做准备
第四单元：I Believe I can	1. 五行健康操 2. 互动游戏：你最棒 3. 欣赏短片后朗诵 4. 说出你的故事 5. 分享与总结	增强组员的体质，提高身体活力；引导组员互相赞美对方，从而提高他们的自信心；激起组员曾为一名军人的自豪感；帮助组员一起回忆军旅生涯的美好时光；为下一次活动做准备
第五单元：我们是一家人	1. 五行健康操 2. 军歌大家唱 3. 亲情卡片DIY 4. 呼啦圈过山车 5. 总结与分享	增强组员的体质，提高身体活力；增加组员对部队的归属感并增进组员间的感情；通过卡片的制作和赠送，增进组员与家人的感情；增加组员的运动能力和配合能力；为下一节活动做准备
第六单元：欢送会	1. 五行健康操 2. PPT展示：回顾心路历程 3. 颁奖活动 4. 卡拉OK 5. 填写后期评估表	增强组员的体质，提高身体活力；协助组员回顾他们在小组活动中取得的成果；肯定组员的进步，增加他们的自信；满足组员需求；评估小组目标的实现情况，处理离别情绪

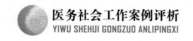

四、实施过程

此次小组工作共计 6 个单元，每周开展 1 次，历时 1 个半月。社会工作者将这 6 个单元分为 3 个阶段。

服务对象是由医院指定的，在小组工作开始之前，为了对组员进行了解和预估以及确定小组的主题，社会工作者在得到医院允许的情况下，查阅了 8 名服务对象的病例，并和病区医生以及 8 名服务对象一一进行了访谈，了解到他们的一些基本情况。

第一阶段（第一、二单元），社会工作者的主要任务是和组员建立起良好的专业关系，对组员的基本情况进行评估，并从生理的角度对他们进行帮助，社会工作者决定在每一次的小组活动时设立一个做操环节，使组员能够有机会多运动，加强锻炼，增强体质。

在这一阶段中，社会工作者通过猜猜我是谁、自画像或自我介绍、开火车等一些有趣的游戏，来营造小组轻松的气氛以及加深服务对象间的熟悉。疾病小知识的环节让服务对象更清楚地了解一些常见老年病的症状和如何进行防治。

第二阶段（第三、四单元），社会工作者从心理的角度切入，两次活动的主题分别是信任和自信心的增加。小组的氛围也十分轻松，服务对象在两次的活动中和社会工作者建立起了很好的关系。社会工作者将第三单元的活动放在了室外进行。

在这一阶段中，第三单元的两个信任游戏——地雷阵以及躲避球，服务对象都能投入进去，并能在游戏后和其他服务对象分享游戏中的想法并对游戏的过程进行总结，发表自己对于信任的看法以及对配合的理解。在第四单元的活动中，游戏"你最棒"让服务对象之间互相鼓励，并鼓掌给予赞美来增加他们的自信。然后针对服务对象为复退军人的背景，社会工作者特意设计了回顾军旅生活的环节：欣赏短片，朗诵，说出在军营生活中的有趣故事，做识别军功章的小游戏等。一些服务对象在朗诵时眼睛都湿润了，表现得十分投入。在这一阶段中，社会工作者让服务对象填写了意见反馈表，以此来了解服务对象对小组活动的认可度和意见。

第三阶段（第五、六单元），小组活动进入了最后阶段。社会工作者从社会的角度切入，通过贺卡 DIY、军歌大家唱等环节来加强服务对象与家属间的关系，并在活动中处理好与服务对象的离别情绪。

在这一阶段中，卡片 DIY 的设计环节让服务对象能够将自己制作的卡片送给自己的亲人来表达自己对家人的思念，在卡片制作时，服务对象认真设计图案和绘画，并表示会送给家人。在最后的一次活动中，社会工作者通过 PPT 来回顾整个小组的历程，并为小组中的每一位成员量身定做了一张奖状来感谢他们参加小组活动以及表彰他们在小组活动中的优良表现。最后，社会工作者为服务对象演唱了一首《再见》，作为最后分别的纪念。

五、案例评估

在小组活动的进行中，社会工作者共让服务对象填写了 3 张评估图，分别是生理—心理—社会预估图、小组初期评估图以及小组后期评估图，其中生理—心理—社会预估图结果如下：

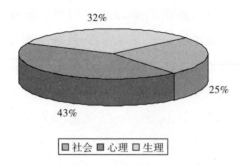

上图所反映的是在服务对象的问题中，生理、心理、社会问题所占比例，可以看出，在这三方面的问题中，心理问题的比重较大，其次是生理问题，最后是社会问题。从预估表中可以发现，由于长期住院，即院舍化的关系，服务对象社会角度的问题较少，他们已经习惯了医院的生活，但心理和生理方面的问题则相对较多，证明服务对象还是希望在医院内的生活能够更充实有趣一些。

下图是组员对于小组的整体评估对比图：

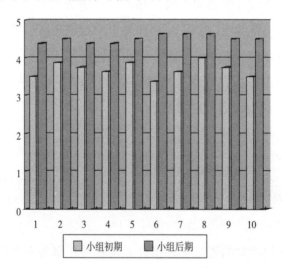

1－不符合；2－不太符合；3－一般；4－比较符合；5－非常符合
1~10 代表的是题目

从图中可以看出，在小组活动开始阶段服务对象对小组的整体感觉一般，在对小组的认可度、在小组中的信任与坦诚、对于小组带领者的方式和看法等问题上的回答都很一般。随着小组活动的进行，在最后一次活动中的后期评估中，服务对象在这些问题的看法上都有了一定程度上的改变，并且对小组的认可度以及信任度也是社会工作者可以感受到的，服务对象也都表示小组对他们带来的帮助是很大的。由于有些服务对象在填写表格时对于某些题目可能没有完全理解，所以在评分上会有一些误差。

六、专业反思

对于初次接触精神病患者的实习社会工作者来说，这一次的小组活动既是一次挑战，也是一次机遇。虽然在接到这个小组任务之初，社会工作者显得有些紧张，不知道怎么去面对精神病患者，也不知道如何去设计活动环节以及带领整个小组。尽管这样，社会工作者还是坚持走了下来，还记得在第 5 次活动结束时，社会工作者告知服务对象下次将是小组的最后一次活动时，服务对象希望社会工作者能够将活动再多加几次，他们觉得这样的小组活动很有趣，对他们的帮助很大，他们在小组活动中很开心，这令社会工作者感到十分欣慰，觉得努力没有白费，服务对象的认可与肯定给了他们莫大的鼓励和信心。

虽然服务对象肯定了这次的小组活动，但社会工作者自己很清楚，他们的小组有许多的不足和问题，无论是在前期的策划准备、小组的实施执行上，还是在后期的评估上，抑或是在理论上、在实践中，社会工作者还是有许多欠缺之处的。

例如在第一次的小组活动中，由于紧张，社会工作者在小组活动的开始就使用很专业的词语来介绍小组目标，在说话时语速也过快，直接导致服务对象无法理解社会工作者在说什么；因为一些特殊的原因社会工作者没有将事先准备好的评估表打印出来，只能推迟到下次活动时让他们填写；在第三次的小组中，"躲避球"游戏设计得不是太合理，直接导致在活动时小组气氛变得压抑。这是社会工作者在前期准备时的一些不足之处。

社会工作者在小组活动进行时的处理技巧上也显得有些生硬。比如服务对象老张，他比较活跃，话也比较多，在第一次活动时，社会工作者就没注意引导，而是直接打断他的谈话，这在小组活动中是很忌讳的，因为这可能会直接影响他的积极性以及日后在小组中活动的表现，幸好老张对社会工作者表示理解，在日后的活动中还是一样积极；在第二次活动时，社会工作者在记录组员的回答时，由于没有事前准备好表格，导致记录的内容欠缺。

经过这六节活动，社会工作者总结在开展小组活动的过程中，首先，一定要将事前的准备工作做充分，包括材料、纸、笔、活动道具等，而且一定要多准备；其次，所有环节必须先提前自己模拟进行，以防不合理、不现实的情况出现；再次，在小组活动的进行中，一定要注意带领技巧，不能只是放在理论上，而是要根据实际情况的改变而改变；最后，对于有需要做记录的环节，一定要提前设计好记录表，避免记录不全的情况出现。

 案例点评

这是一个成功的小组工作案例，在精神康复领域有着广泛的应用。该方法的优势在于现场的同伴互动、及时的交流反馈以及对每个人自身行为方式的展现等等，这些方面都使得服务对象有比个案更加直接的体验。

该案例中，社会工作者认真细致地开展了组前访谈。组前访谈能够更加深入地了解组员的需求和对小组的期待，帮助组员更快建立对小组的认识，提高入组积极性。同时，组前访谈也能够弥补需求评估的不足。该案例中的小组设计逻辑清晰，小组聚会频率、内容及时间安排科学合理。小组内容上的结构呈现也有所说明，即三阶段的设计，这种清晰的阶段任务设计可以体现贯穿始终的小组理念和思路，体现社会工作的专业性。

小组以一定的理论为基础，思路比较清晰，而且在技术方法和服务策略上都比较一致和聚焦，本案例用到了优势视角和马斯洛需求层次理论，以支持本次小组目标，帮助社会工作者更科学合理的设计小组活动，帮助小组成员自我成长和发展。

在确立小组目标之前，需求评估是很重要的。在本案例中，社会工作者在需求评估环节观察到了小组成员"懒散差"的行为和认知的偏差，很好的捕捉到了他们的状态和行为表现，为后续设计小组目标和活动方案打下了基础，但是在深度调研上稍有欠缺。如果将小组成员形成"懒散差"的背后原因调查预估出来，并进行深度分析，就能更好的解决他们的问题，改变其现状。

在小组活动中，游戏设计和活动安排较充分，游戏和活动类型的选择也很合理，适合小组目标的达成和小组成员行为的修正和认知的重塑。对于有思想和阅历的成年人小组而言，合理的游戏不仅可以激发他们的参与热情和兴趣，也能很好的拉近成员间的距离。如果在活动后加入引发讨论和思考的环节就更加有意义了，这样能够促使服务对象的认知形成从内向外的改变，这也是小组工作的精髓。社会工作者可以在每次活动结束后布置家庭作业，以检查和巩固活动成果，待下次小组活动时检查作业的完成情况，通过讨论以及组员间的互动得到反馈和信息，确保更好的评估活动效果和调整活动内容。

这个小组设计中的一大亮点就是运用了评估工具，包括对服务对象问题评估的工具，以及对小组评价和效果的评估工具。使用工具是比较高效率地探索一些问题的手段，尤其是使用一些信度和效度足够好的测评工具，同时也是服务对象能够接受和舒服完成的（语言通俗、主题熟悉、长度适中等）工具。《小组评估表》可用于整个小组

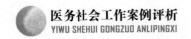

结束时的评估，有助于小组带领者进行服务质量和问题的反思，有助于未来工作的开展。有一点不完美的地方就是作者也有交代的，有一份应该在小组设计之前进行测量的量表由于各种原因推迟了，这会影响小组设计的契合度。

反思中提到很重要的一点，来自组员的反馈，本案例中社会工作者有在小组活动中设计处理离别情绪的环节，帮助小组成员宣泄焦虑失望或者担忧等情绪。让他们充分的表达对分离和小组结束的伤感情绪，并且共同努力巩固小组成果，将在小组中的所得运用、整合到自身。

社会工作者对自身不足的反思很有意义，对自身专业发展也很有帮助，包括技术上的反思、设计上的反思、自我感受上的反思，这几个方面都有做到。这反映出本案例社会工作者是有专业知识和技能的，对自身问题认识很清晰，对小组的评估也很充分，值得学习和借鉴。

重启生命之门

——癌症患者家庭危机干预个案

海宁市癌症康复俱乐部　朱　燕　吴心怡

案主是一位女性癌症患者，在生活中不仅遭受着疾病的折磨，而且还遭遇到婚姻的背叛和家庭暴力。多重打击使她孤立无助，失去了对生活的希望。社会工作者的出现仿佛给她绝望的生活带来一缕阳光，通过整合社会资源，为其编织了一张社会支持的网络，重新开启了生命之门。

一、背景介绍

小林于 2012 年 5 月被查出患有宫颈癌，并进行了切除手术。在患病期间，丈夫未能尽到扶持、照顾的义务，甚至还对其实施家庭暴力。社会工作者介入后，根据问题的轻重缓急实施介入计划，通过提供法律帮助、癌症心理调整技术等，帮助其编织公安、妇联、村委会、医院、同伴的社会支持网络。

二、个案背景

小林，36 岁，务农（原先开了一家美容店），家住海宁某镇。2001 年结婚，并育有一个女儿。2012 年 4 月被查出患有宫颈癌，5 月 11 日在市妇保医院进行手术，切除宫颈，术后在省肿瘤医院进行化疗和放疗。在小林患病期间，丈夫未能尽到照顾义务，连医疗费用都不愿承担，十几万高额的治疗费用全部由小林自己或娘家兄弟承担。2012 年 5 月开始，丈夫变本加厉，弃女儿和小林不顾，和第三者同居。为此，小林和丈夫发生过多次激烈争吵。12 月因经济问题发生了争吵，丈夫对其拳脚相加，实施家庭暴力。2013 年 5 月初，小林加入了市癌症康复俱乐部。5 月中旬，丈夫为一点家务事又与其发生争吵，并再次实施了家庭暴力。在经过这一系列事情后，小林的情绪波动很

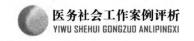

大，丈夫的无情、疾病的恐慌、生活的困难像一块块巨石一样，压得小林无法喘息，非常不利于身体的康复和治疗。

三、分析预估

（一）服务对象的劣势或问题

1. 夫妻关系脆弱，存在家庭暴力

小林对婚姻有着错误的认知观念，12 年的婚姻，一切以丈夫为中心，失去了自我，一味地迁就，反而导致婚姻经不起磨难。在一场大病面前，丈夫变得无情、冷漠，与第三者同居，没有对妻子尽到照顾、扶持的义务，逃避责任，夫妻关系名存实亡。

2. 社会资源极度匮乏

小林从小生活在农村，文化水平低，没有工作单位。在遭受重大疾病、婚姻危机、家庭暴力的过程中，无处申诉，社会资源匮乏。

3. 癌症患者的情绪消极，不利于病情稳定

情绪焦虑、恐惧和担忧是癌症患者最常见的心理反应，并且会贯穿于生病的始终。而小林又是位癌症初期患者，这些负面情绪会随之呈现，再加上婚姻危机，小林的负面情绪更为严重，出现悲观、绝望、自暴自弃，甚至放弃治疗的消极态度，使病情恶化。

反家庭暴力法的总则要点

《中华人民共和国反家庭暴力法》于 2015 年 12 月 27 日通过，自 2016 年 3 月 1 日起施行。关于反家庭暴力法的总则要点有：

第一条　为了预防和制止家庭暴力，保护家庭成员的合法权益，维护平等、和睦、文明的家庭关系，促进家庭和谐、社会稳定，制定本法。

第二条　本法所称家庭暴力，是指家庭成员之间以殴打、捆绑、残害、限制人身自由以及经常性谩骂、恐吓等方式实施的身体、精神等侵害行为。

第三条　家庭成员之间应当互相帮助，互相关爱，和睦相处，履行家庭义务。反家庭暴力是国家、社会和每个家庭的共同责任。国家禁止任何形式的家庭暴力。

第四条　县级以上人民政府负责妇女儿童工作的机构，负责组织、协调、指导、督促有关部门做好反家庭暴力工作。县级以上人民政府有关部门、司法机关、人民团体、社会组织、居民委员会、村民委员会、企业事业单位，应当依照本法和有关法律规定，做好反家庭暴力工作。各级人民政府应当对反家庭暴力工作给予必要的经费保障。

第五条　反家庭暴力工作遵循预防为主，教育、矫治与惩处相结合原则。反家庭暴力工作应当尊重受害人真实意愿，保护当事人隐私。未成年人、老年人、残疾人、孕期和哺乳期的妇女、重病患者遭受家庭暴力的，应当给予特殊保护。

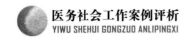

4. 经济方面的问题

小林没有工作，以前开一家美容院，没有医保，在肿瘤治疗期间花费大量的医疗费，到目前为止医疗费用共计 12 万左右，靠自己的积蓄和向娘家亲戚借债 6 万元来治疗疾病。得病后丧失劳动能力，病情可能随时复发。而且从婚姻发生危机后，丈夫对女儿也不管不问，从未给予任何经济资助，女儿才 10 岁，需要抚养，小林面临着巨大的生活压力。

（二）服务对象的优势

1. 小林自身优势

在和小林的接触中，社会工作者发现，小林尽管正遭受着这样的生活处境，但有强烈的诉说意愿和解决问题的欲望，自己想摆脱这样的生活、婚姻，并主动向俱乐部求助，这个优势有利于社会工作者和小林的沟通，有利于帮助小林更顺利地解决问题。

2. 家庭优势

小林的女儿非常懂事，经常照顾生病中的妈妈，给予了小林生活下去的强大动力。另外娘家弟弟在小林患病期间，为小林多次支付了医疗费用，前后共计 6 万元，给予了小林经济上的支持。

四、理论分析

1. 基本需求层次理论

人的基本需求可递进为生理需要、安全需要、情感归属需要、尊重需要和自我实现的需要，个人发展的动机在于不断地满足这些需求。

2. 问题解决性个案工作

它强调将问题界定为具体的、可以解决的问题，分清轻重缓急并认清问题所属的真正性质。同时，个人所面临的一系列问题主要源于无法适当地处理生活中的各种困难，个案社会工作的任务就是要协助服务对象解决这些问题。问题的解决一方面解除了服务对象的问题，另一方面，在问题解决过程中，服务对象通过与社会工作者的不断接触，可以获得人格支持、心理帮助、解决问题的方法以及利用外部资源的途径。

3. 肿瘤患者的心理调整技术

目前癌症病人可以采用的心理调整技术主要有：宣泄合理情绪、同伴支持、放松。

4. 社会工作的赋权

它是指从服务对象本身出发，改变服务对象的失能及失权感，提升服务对象增能意识，挖掘服务对象自身的潜力，从而倡导服务对象改变及行使权利的"使能"过程。如此，女性主义的赋权过程，就是要帮助女性获得权力感以及给其生活带来控制力的过程。

五、服务计划

（一）服务目标

1. 总目标

帮助小林维护妇女的基本权益，勇敢面对婚姻危机，勇敢与癌症抗争，重建生活的信心。

2. 具体目标

（1）保护人身安全。

（2）维护妇女基本权益。

（3）康复治疗，稳定病情。

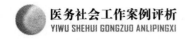

(二) 服务策略

1. 法律帮助

社会工作者根据小林的情况, 厘清问题轻重缓急, 认为当务之急是给小林提供法律帮助。通过公安介入, 阻止家庭暴力的再次发生。

2. 构建社会支持网络

小林自始至终都是弱者, 肉体上受到折磨, 精神上深受伤害, 经济上因治疗癌症债台高筑, 疾病带来的身体机能的痛苦以及社会资源极度匮乏等。积极帮助小林构建社会支持网络, 如通过司法、公安、妇联与社区、医疗部门、家庭、同伴等支持网络, 提供强大的物质、精神与社会支持。

3. 心理疏导

小林来自农村, 对婚姻、家庭、自身都有着错误或消极的认知, 通过心理疏导帮助小林建立正确的认知观、婚姻观与价值观。另外, 小林本身是位癌症初期患者, 正遭受着焦虑、恐惧、担忧、痛苦等癌症初期患者最常见的心理反应, 这样的负面情绪对于康复和治疗极为不利。社会工作者应采用"癌症心理调整技术", 进行心理疏导、减轻小林的心理压力。

六、服务计划实施过程

1. 第一阶段: 危机干预

小林在5月中旬发生家庭纠纷, 丈夫对其实施了家庭暴力。小林跑到俱乐部哭诉, 全身上下都是乌青。考虑到小林事件的复杂性及人身安危受到威胁, 社会工作者决定采取危机介入, 一方面安抚小林, 另一方面鼓励小林勇敢地站出来, 通过公安介入, 维护自己的人身安全。小林在情绪平静后，决定报警。小林在家人、社会工作者的陪同下来到公安局报警，小林如实向民警反映了情况，民警得知情况后，非常同情小林的遭遇，为其安排验伤、立案，并传讯小林的丈夫来处理此事。小林的丈夫出现后，通过教育，保证再也不会打人了。

第一阶段的危机介入，基本得以实施。社会工作者运用"同理心"成功安抚了小林的恐惧情绪，并鼓励其维护自己的人身权利。小林在社会工作者协助下作出了正确的决定，并建立了良好的专业关系。通过危机干预，起到了震慑其丈夫的作用。在这个阶段，社会工作者必须充分考虑到小林眼前的处境，给予其强大的精神支持，让小林觉得自己并不孤单。

危机介入模式

危机介入模式也可直接称为危机干预。这是个案工作常见的工作模式之一，也是本案例在初始阶段使用的一种干预方式。所谓危机，指的是人的正常生活受到意外危险的破坏而产生的身心混乱状态。而危机介入模式就是针对服务对象所遭遇的危机状态而开展的帮助以及治疗服务。危机的来源有很多种，包括遭遇疾病、生活事件、家庭变故、亲人离世、意外事故、自杀尝试以及自然灾害等。危机出现后，人会产生一系列的身心反应以及正常功能的损伤，危机介入模式在危机产生到接触的全过程中，分阶段和分步骤地进行干预，从而帮助服务对象渡过危机，重回人生正轨和恢复身心健康。

2. 第二阶段：了解情况，制定应对机制

小林自4月份加入俱乐部以来，社会工作者通过几次面访，积极了解服务对象的情况，做了大量资料收集工作。包括小林婚姻情况、家庭经济、工作经历、生病就诊、康复状况、子女状况等，全面地了解服务对象的现状和遇到的问题。在第二次面访时，社会工作者邀请俱乐部的志愿者一起加入面谈，采取启发、同理、支持、消除疑虑等心理学技术帮助服务对象认识疾病，正视现实，配合治疗。通过几次访谈，小林充分宣泄了消极情绪和心中的痛苦，达到了舒缓心理的作用。俱乐部的所有工作人员都表示非常同情小林的遭遇，在小林的情绪得到平复后，我们也和她一同分析了所面临的主要问题，及时制定应对机制。比如，在危急时刻保护自己的能力，在遭到家庭暴力时逃离现场；保护好身体的重要部位；并在需要时向社区民警或派出所求助等。

第二阶段实施时，还是比较顺利，从第一次小林哭哭啼啼来描述到心平气和面对事情，小林的行为和认知得到了很好的改变。

3. 第三阶段：建立社会支持网络

一是提供法律援助。在与小林的面访中，小林表示自己想和丈夫协议离婚，需要法律援助。社会工作者为小林找到一位律师为其提供免费咨询服务，提供了一系列协议离婚方面的信息。

二是维护合法权益。在经得小林同意后，俱乐部出面，向市妇联、村民委员会反映情况，希望得到妇联和村里的帮助，维护妇女和儿童的合法权益。7月中旬经过村民委员会出面协调，小林的丈夫愿意承担家庭的经济责任，每月支付小林和女儿2000元生活费和医疗费。村民委员会也为小林办理了农保卡，社会工作者协助小林办理了特种病历卡，解决了小林每月大部分的高额医疗费用。这样一来，稍稍缓解了小林的经济压力。

三是建立医患信任。预约肿瘤专家为小林定期诊治，进行康复治疗，稳定病情。在服务对象看病的同时，医生认真倾听服务对象的倾诉，对其倾诉给予同理、开导，增加医患之间的信任感。

四是建立朋辈互助关系。社会工作者组织小林参加俱乐部的同伴支持类型的小组活动，让服务对象和同病种的癌症患者经常或定期进行交流、沟通，用彼此的事例潜移默化地影响服务对象，使其树立积极的心态、增强抗癌的信心。小林在活动中结交了几位要好的朋友，经常聊天、交流，建立了互助网络。

在第三阶段，通过法律援助，帮助小林找到解决婚姻的途径；通过向村民委员会反映，由村民委员会协商，帮助小林解决了家庭经济压力；通过办理农保卡和特种病历卡，解决了小林大部分高额的医疗费用；通过肿瘤专家的治疗，帮助小林稳定病情；通过俱乐部群体抗癌、同伴支持小组，帮助小林勇敢面对疾病和生活。社会工作者成功地帮助小林构建了司法、妇联、社区、医院、律师、同伴、家人等社会支持网络。在这个阶段，社会工作者给予了更多的鼓励和引导，特别是鼓励小林勇敢地面对自己的困境，勇敢地面对自己的婚姻、疾病并找到解决办法及途径，帮助小林制定应对机制，摆脱心理阴影。

4. 第四阶段：自我自塑

社会工作者和俱乐部志愿者们定期访谈小林，鼓励其勇敢面对生活与婚姻，鼓励其自力更生，为女儿和自己的将来打算。小林在家人的帮助下，在家养殖猪仔。另外，社会工作者鼓励小林积极参加俱乐部活动，并安排小林担任志愿者工作，小林每次都能认真、负责地完成布置的工作。

在第四阶段，通过前三阶段的铺垫，服务起来就比较得心应手了，而且小林的改变也很明显，脸上露出了自信和久违的笑容。并为自己定下生活目标——带大女儿，自食其力，健康生活，并且令人欣慰的是小林正在朝这个目标而积极努力。此时，目标基本达成，结案工作顺利进行。

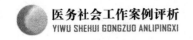

七、总结评估

（一）成效评估

1. 目标评估

通过社会工作方法的介入，帮助小林维护妇女的基本权益，勇敢地面对问题、解决问题，积极地与癌症抗争，重树生活的信心。工作目标基本实现。

2. 过程评估

社会工作者分四个阶段实施计划，首先运用"危机介入模式"，引导服务对象正确处理家庭暴力，维护人身安全。其次通过一次次的面谈，改变服务对象的无能及无权感，提升服务对象意识，挖掘服务对象自身的潜力，从而倡导服务对象改变及行使权利的"使能"过程，并且采用"癌症心理调整技术"，进行心理疏导、减轻小林的心理压力。同时在民警、律师、村民委员会干部、医生、俱乐部病友、家人的帮助下，解决了服务对象正面临的婚姻、经济、健康等危机问题，成功为服务对象搭建了司法、妇联、社区、医院、律师、同伴、亲人等社会支持网络。最终帮助服务对象找到解决问题的途径，营造了一个健康安全的康复环境，重拾生活的信心。

（二）经验总结

1. 成功之处

案例基本达到预期目标，很大程度得益于服务对象对社会工作者的信任，同时与俱乐部及各位志愿者对服务对象的帮助是分不开的，他们的社会资源很快地让社会工作者获得社区、医院、律师等的帮助。

从另一方面，也让社会工作者摸到了门径，懂得如何整合社会资源，并运用这些社会资源去帮助需要帮助的人。社会工作者用社会工作的方法及理念，一步步地对服务对象进行危机干预，最终达到生理和心理康复的目的。在整个案例中，社会工作者充分以服务对象身心为目标，与社会工作方法有效结合，为以后的个案工作获得了很好的经验。

2. 不足之处

社会工作者对于婚姻危机处理方面的法律知识欠缺，另外对于危机介入处理的方法及技巧运用上欠灵活，需要加强方法及技巧方面的培训。

八、专业反思

家庭暴力作为一种常见的社会现象，它的成因繁多而复杂，有效解决这一问题迫切需要各方社会力量的共同努力。例如，制定更为明确严格的法律条例，优化整合各部门服务资源和服务细则，关注家庭暴力双方的个体问题与现实问题，提升公众对于家庭暴力的理性认识和处理方式，倡导一种仁爱宽容的价值观。"多管齐下"才能有效控制家庭暴力的发生。

对于本案的服务对象来说，本身是一位女性的癌症患者，在生活中正遭受着疾病折磨、婚姻背叛和家庭暴力，肉体和精神承受着双重打击。孤助无力是她的唯一表现，同时也是这个困难阶层特有的表现方式，因此更需要类似像癌症康复俱乐部这样一个互助型的社会组织为其提供服务。社会工作者在这个组织中，扮演了资源链接的角色，使该社会组织的展示空间扩大，服务的功能增大，织成一张社会化支持网络，整合了社会资源，进而为服务对象提供更好的、更人性化的、更有针对性的服务。对于这个案例来说，它也充分突出了整合社会资

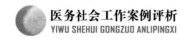

源的重要性。安定的社会环境、和睦的家庭生活、和谐的社会关系、正确的生活态度，才能利于癌症患者的康复。

 案例点评

从基本资料来看，本案例服务对象的问题非常复杂，涉及很多方面，包括严重疾病、精神卫生、婚姻危机、暴力伤害、经济困难等，算得上是一个复杂的个案，也是单个社会工作者难以提供足够支持和帮助的个案。针对这样复杂的个案，一般采用个案管理的方式提供服务。通过个案管理帮助那些正处于多重问题且需要多种助人者同时介入协助的服务对象解决问题。这种工作方法建立在个案工作者和服务对象相互信任与愿意合作的关系基础上，通过共同制订服务计划，以增长服务对象的权能，寻求支持网络，获得持续有效的个案服务。从个案的实际需要以及后面实施的过程中不难看出，对服务对象问题的解决需要联动不同领域或机构的工作者，包括医务人员、社会保障工作者（社区、妇联）、执法人员（警方）、司法人员（包括法律从业人员）、心理卫生工作者（包含精神康复社会工作者、心理治疗师以及家庭治疗师等）、职业康复部门以及志愿者团体等。此外，服务对象问题的成因与解决之道也涉及支持网络的问题，个案管理的方法在这个方面也有独到之处。个案管理强调两个方面：一方面它着重发展或强化一个资源网络，资源网络是指一群想帮助某一特定服务对象的人所构成的松散组织，由个案管理社会工作者整合他们对此特定服务对象所提供的协助工作；另一方面个案管理除了增进服务对象使用资源的知识、技巧及态度，更着重在强化服务对象个人取得资源及运用资源网络的能力。

本案例中，个案工作者很好地收集了服务对象问题的有关资料，并且从生理、心理和社会综合视角来分析和理解服务对象的问题。例如意识到服务对象疾病的身心层面，包括疾病的身体反应和治疗过程中的痛苦，以及因此而产生的精神痛苦。另外，因家庭问题或经济问题而产生的负面情绪也与疾病有关系，一方面影响服务对象身体健康，另一方面严重干扰了服务对象对待疾病的态度和治疗过程。因为服务对象罹患的是癌症，属于严重乃至危及生命的疾病，服务对象面对生命威胁而产生负面情绪在所难免，焦虑、紧张、失望甚至绝望，加上环境中的刺激因素（如家庭暴力），很容易让服务对象丧失生活的希望与信心。如果服务对象本身有某些不利于心理健康的人格基础或者缺乏应对情绪困难的能力，这些当下的遭遇很容易令服务对象陷入情绪问题的泥沼。综上所述，服务对象需要非常有力的精神支持，社会工作者是提供和建构这种支持体系的重要人物。此外，社会工作者很大程度上通过全面的评估，在错综复杂的问题体系中分清问题的轻重缓急，依次建立了合理的干预顺序和具体方法。在本案例中，社会工作者在承担起服务对象心理辅导的责任以及在第一时间使用危机介入两个方面，工作成效显著。

从目标上看，社会工作者的立场鲜明，即在与服务对象协作工作的过程中，保护和主张服务对象作为妇女的权益，服务对象承担自身责任去解决所要面对的问题，包括自身疾病的问题、家庭婚姻危机的问题以及在此过程中所需要的自我成长的议题等。具体目标的设计基于对轻重缓急的判断而建构。通常危机存在与否以及严重程度，都会决定如何设计目标体系。在本案例中，因为服务对象遭遇不定期的家庭暴力，婚姻关系也处于危机当中，所以人身安全的问题成为首先要解决的问题。只有保证了服务对象的生命安全，其他的问题才有机会和力量去一一解决。所以在目标体系当中，将危机干预作为首要目标是有必要的。

另一个目标在于社会支持网络的建构与运用。如前所述，服务对象的问题需要多方介入以获得解决，而社会工作者有责任去帮助服务对象寻求和整合各方力量，正如案例中所描述的，社会工作者联系了警方、律师、医生、社区以及志愿者等力量来给服务对象提供所需要的不同方面的帮助，正是这些帮助，让服务对象慢慢重建了生活信心，并因此获得自信与自立。社会工作者不是简单地为服务对象提供这些资源而已，也通过倾听、真诚反馈、支持宣泄等方式，在会谈中与服务对象进行深入互动，帮助服务对象建立起自身的能力，包括自我成长的能力和使用外部资源的能力，甚至渐渐地，服务对象也能够自己寻求外部支持系统的帮助，建立与支持来源的联系。

从上面的评述可以看到，社会工作者在这样一种复杂的服务过程中扮演着多重角色，包括资源整合者以及心理支持者、使能者等诸多角色。而且每一种角色都以一种特定的方式在帮助着服务对象，但每一种角色都在与服务对象的通力合作下完成，而非一味单方面的给予，这有助于教会服务对象承担起自身的责任。比如在帮助服务对象建立自我保护的策略时，首先让服务对象认识到其重要性，对于保护自己和孩子，保全人身安全的意义需要有充分的认识。在具体方法上，社会工作者需要与服务对象一起讨论细节，如文中所述"在危急时候保护自己的能力"，这里需要注意的是：服务对象是最为了解自己的丈夫的人，所以要依据服务对象所谈到的对丈夫的反应规律来和服务对象一起设定一套救护程序，包括信号判断（丈夫在有什么表现的时候就是预警或者即将家暴）、逃离路线、求助对象以及可获得性判断等，这套救护程序是服务对象自己参与设计的，所以会比较容易牢记。而且因为这套程序的存在，服务对象内心有一种安定感，不容易因慌张而作出错误判断，同时也避免了在事发的时候因为被强烈的恐惧和紧张情绪淹没而变得不知所措。

最后，笔者还想谈一点，那就是关于家庭暴力。对于家庭暴力的施暴者，我们很容易嗤之以鼻。但是社会工作者应该意识到，家庭暴力大部分是发生在伴侣之间的冲突，大概都有双方的参与，甚至家暴这个恶性行为背后，也可能存在关系的因素而不完全是一个人的品行问题。本案例中，这种家庭暴力产生在特定的时期而不是一直都有，

所以要结合这一特定时期夫妻关系的状态来思考。简言之，需要很好
地从夫妻关系及其互动的角度去探索家庭暴力的成因，可以使用夫妻
会谈的方式，社会工作者作为第三方去倾听、观察夫妻双方的互动模
式，例如缺乏更健康的沟通方法、妻子情绪爆发引发的恶性循环、丈
夫缺乏情绪控制与调节能力等。如果有机会帮助这对夫妻建立起相对
健康的沟通方式，将对服务对象带来长远的影响，例如家庭暴力不再
发生以及夫妻关系得以改善等，这些保障是更为持久的，而不是一时
的"震慑"。

被寄予希望的未来

——精神康复科个案工作模式与手法

卫小将　李　喆

"服务对象问题的成因不仅仅是生理方面的，还包括心理和社会方面的。"在身临其境的工作中，本案例的社会工作者找到了问题最核心的视角，即服务对象的问题单单依靠药物治疗是远远不够的，而是要从生理、心理和社会方面进行改善。在精神康复社会工作中，社会工作者也恰恰在后两个方面发挥着重要的作用。

一、背景介绍

（一）基本资料

张某，男，25 岁，未婚，中专学历，无业，过往有精神病史，家住上海市徐汇区。家庭主要成员有父亲和母亲，父亲 61 岁，高中文化程度，国企退休职工，患有心脏病，一直赋闲在家。母亲，54 岁，中专学历，某厂医务人员，退休后在一家企业医务室工作。据上海市某医院诊断，服务对象患有中度幻听症，主要服用维思通和安达芬尼等药物，目前情况良好。但服务对象声称遇到群体性的表扬和批评时会紧张、恐慌不安。在看到别人窃窃私语时也会有不同程度的紧张现象，总会觉得别人在议论自己。

（二）服务对象简单个人社会史

服务对象在上初中时，学习成绩不理想，经常遭到老师、父母的批评和同学们的嘲笑，成为所谓的"坏学生"，经常会遭到群体性的压力，与周围人的关系很紧张。因此，对于别人对他的任何评价（包括正面的或负面的）都非常敏感。初中毕业后没有考取高中，所以选择了一所中等专科学校重新开始好好学习，进步很快，很快成为班级的"好学生"。然而所在中专学校的学生普遍不爱学习，成绩也大都不理想，因此，他又被同学孤立。经常有人当众拿他开玩笑，说他走

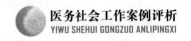

路很"怪"（其实走路很正常），但人很帅气，给他取了绰号"帅哥"，在许多场合中大家都这么讲。他开始疑惑和紧张，因为他不知道这些评价是嘲笑还是表扬，并且非常不愿意听到这种评价，每当遇到群体时，他就开始担心别人会评价他。到中专二年级的时候，敏感度越来越强烈，开始怀疑周围所有的人在注视他，议论他。所以一看到别人窃窃私语就很紧张，他开始逃避，晚上待在教室里很晚才回家，因为他觉得公交车上的人也在议论他，等他们都回家了他才放心。后来，他将这些情况告诉班主任老师，老师转告了他的母亲，在母亲带领下去医院就诊，医生断后确诊为精神分裂症——幻听。母亲骗他说是心脏病，遂休学一年在家接受药物治疗，后有好转继续学习。毕业后参加过一次招聘会，由于觉得周围的人议论他而紧张不安，只好待业在家。

二、服务对象的评估

服务对象遇到群体性的表扬或批评时会紧张和恐慌不安，而且看到周围有人窃窃私语时会变得很敏感多疑，急于想知道别人是否在议论自己。遇到类似情境，服务对象一般有两种应对路径：一是冲上前探询是否在议论自己，并有可能发生冲突；另一种是压抑自己，然后离开，情绪很不好。因此，服务对象一直待在家里，不愿与太多的人交流，也没有参加工作，有些自卑和焦虑，认为自己与正常人不同。服务对象的问题可能与早年的生活经历有密切的关系，因为服务对象在小学和初中阶段一直被贴上"差学生"的标签，经常会处于被老师和学生嘲笑、议论的尴尬境地，对于别人的任何评价都会显得敏感多疑。长期以来处于这种环境，形成一种定式的行为反应模式。以后每当遇到类似群体性议论时就会出现倒退行为。目前，影响问题的发展因素是服务对象不能正确看待自己遇到的问题，形成一种"内倾性归因"，将自己等同于问题，从而造成一种自卑感，缺乏改变自身的信心和动力。这使服务对象不能与常人一样工作、学习和生活。

三、相关理论

1. 叙事治疗的基本方法：问题外化

在很多时候，服务对象来寻求帮助时，他们通常都认为自己是处于一个"自己是有问题的状况中"，有些人甚至相信"他们本身就是问题"，在这样的情况下，服务对象把问题内化了，问题成了个人的组成部分，人与问题浑然一体，分不清楚"谁是问题，谁是我"，通过问题外化的实践，治疗员与服务对象一起把问题分开，服务对象就有了时间和动力检视他与问题的关系，进而了解到问题是被社会建构出来的。

知识链接- -

叙事疗法

叙事疗法是后现代思潮下产生的一种心理治疗以及个案服务的方法，创始人和代表人物为澳大利亚临床心理学家麦克·怀特。叙事疗法认为，服务对象在选择和诉说其生命故事的时候，会维持故事主要的信息，符合故事的主题，往往会遗漏一些片段，为了找出这些遗漏的片段、自己不曾察觉的部分，咨询师或社会工作者会帮助当事人发展出双重故事，进而帮助他自行找出问题的解决之道，而不是咨询师直接给予建议。

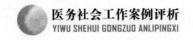

2. 情境分析在青少年社会工作当中的应用

青少年社会工作的实质是处理人与情境的关系，而情境是一种"场域"，这个"场域"至少包括三个因素：个体、环境以及两者的关系。青少年自我意识的发展与情境的密切联系又决定了情境分析在解决青少年问题过程中的巨大魅力。个体在当下"情境"中的某种行为是对以往"类似情境"的定式认知所造成的，所以要纠正当前行为，必须对早年"类似情境"进行回溯分析。

四、治疗计划和目标

经医生诊断，服务对象患有轻度"幻听"症，经药物治疗已经有明显的好转。但目前，服务对象对自己的"问题"在认知上还是非理性的，即通过别人对他的界定而定义自己，认为自己是"精神病""有问题的人"，有了问题就不是正常人，也难以改变。因此缺乏改变自身的信心和动力。对此，在药物治疗的同时，还需要通过一些社会、心理方面的辅导来减缓服务对象的问题。具体有：

（1）使服务对象能将问题与人分开，即"幻听"只是困扰服务对象的一个外在问题，并不等于服务对象本身，这样将问题和人对立起来会降低服务对象的罪疚感，进而与问题作斗争。

（2）帮助服务对象追溯分析造成紧张情绪的一些类似情境，找出问题发生的原始情境，进而找出问题发生的可能原因，使其相信自己的问题是能改变的。

（3）给予服务对象情绪和情感上的支持，通过系统脱敏使其能在一些实际环境中学会处理自己的情绪。

（4）短期目标：使服务对象能正确看待自我，有改变自身的愿望和动力。长期目标：服务对象能在一些实际环境中处理自己的情绪，改变将自己本身看作是一个问题人的非理性观点。

知识链接 -

系统脱敏法

系统脱敏法主要是建立在经典条件反射和操作条件反射的基础上，它的治疗基本思想是交互抑制原理，常常是用来治疗恐怖症和其他焦虑症状的有效疗法。它采用层级放松的方式，鼓励患者逐渐接近所害怕的事物，直到消除对该刺激的恐惧感，即在引发焦虑的刺激物出现的同时让病人作出抑制焦虑的反应，这种反应可以削弱、直至最终切断刺激物与焦虑的条件联系。

五、面谈报告

（一）第一次个案面谈报告

1. 面谈的目标

（1）使服务对象认识到自己是被"问题"所困扰，而不是问题本身，从而将问题外化，降低消极情绪，提升改变自身的信心和能力。

（2）建议服务对象在遇到别人"窃窃私语"的情境时，尝试通过转移注意力来缓解紧张和不安。

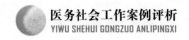

2. 面谈内容及过程

面谈人物	面谈的内容、过程	内容分析、介入技巧分析、工作人员感受
社会工作者	服务对象刚开始有些沉默，工作人员主动热情地说：我们了解了你的基本情况，今天的面谈，首先我想了解一下你是如何看待自己目前遇到的'问题'的	工作人员主动热情的介入，打破了服务对象的沉默。并试图通过了解服务对象对自己问题的认知来了解服务对象目前的情绪
服务对象	应该是"精神病"吧	服务对象讲话声音较低，并低下了头，可能不太愿意提到精神病之类的词
社会工作者	能告诉我为什么说应该吗，你是怎么想的	服务对象用"应该"说明他自己并不完全这样认为，可能有一些原因使他这样认为，所以要弄清真正的原因并进一步了解服务对象的真实感受
服务对象	服务对象沉思片刻，工作人员没有打断，接下来服务对象说：因为医生、父母、老师和周围的人都这么说，既然他们都这么说，我就觉得应该是这样了	服务对象沉思片刻更说明他对自己的问题是迷惑的，讲话语气中表现出一些气愤和不满，由此可见，他对别人给他的"精神病"的标签是不满意的。所以，工作人员进一步了解服务对象自己的看法是很重要的
社会工作者	你对他们的看法满意吗，你自己是怎么认为的	通过询问服务对象可以了解他自己内心的一些看法
服务对象	当然不满意了，其实我觉自己并不是精神病，只是比较敏感而已	服务对象对工作人员的提问表现出积极的回应
社会工作者	哦，原来你是这样想的，那我还想了解一下你觉得周围的人对你的看法与对其他人的看法有什么不同	工作人员将话题转移主要是想了解精神病符号对于服务对象的真正意义是什么，也就是说，服务对象对精神病的理解是什么
服务对象	当然不同了，他们都把我看作是"有问题的人"	服务对象又说别人认为自己是"有问题"的人

续表

面谈人物	面谈的内容、过程	内容分析、介入技巧分析、工作人员感受
社会工作者	什么是"有问题的人"能具体谈一谈吗	引导服务对象进一步描述什么是有问题的人
服务对象	服务对象开始沉默	沉默半天，似乎有什么难言之隐
社会工作者	需要喝杯水吗	工作人员通过转移话题来打破沉默
服务对象	不需要，谢谢	表情开始放松
社会工作者	你是不是不想谈刚才的话题	工作人员语气较缓和
服务对象	没什么，有问题的人就是精神病	服务对象说完低下了头，可以了解到，服务对象定义的精神病就是不正常的人
社会工作者	你认为精神病就是不正常的人吗	进一步确认服务对象的真实想法
服务对象	服务对象点头，没有发言	从肢体语言中能看出服务对象是这么认为的
社会工作者	那能告诉我为什么这么认为吗	
服务对象	因为父母以及周围的人都会让着我，因为我不是正常人，以前我觉得没什么，可人家都这么说，我就认为是这样了	服务对象主要是通过别人对自己的看法来定义自己的，这本身就是不太理性的
社会工作者	哦，人一般都会通过别人的眼睛来认识自己的。你有没有想过如何改变自己的"问题"变为一个"正常人"	通过理解服务对象对自己的看法来探询他改变自身的动力的强弱
服务对象	我觉得是没什么希望了，吃了好多药还是不管用	
社会工作者	为什么说没有希望了	通过反问了解服务对象对自身问题信心低落的真正原因

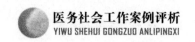

面谈人物	面谈的内容、过程	内容分析、介入技巧分析、工作人员感受
服务对象	因为即使好了，别人也不会认为我是一个正常人而是一个精神病	服务对象情绪低落的重要原因是他对自己问题的看法是非理性的，他认为自己是与常人不同的
社会工作者	你能不能形容一下目前的"情绪"	工作人员想了解服务对象的这种自我认知带来的情绪是什么
服务对象	痛苦、郁闷、有些自卑	这是服务对象的真正感受的描绘
社会工作者	就因为觉得自己不是一个正常人吗	
服务对象	是这样，我恨自己	服务对象表现出对自己处境的不满
社会工作者	我觉得你应该恨你遭遇的"问题"而不是恨你自己	将服务对象的情绪转向外部
服务对象	我不就是问题吗	服务对象表现出疑惑
社会工作者	问题当然不等于你了，你就是你，和常人一样，问题就是问题，只不过你暂时被"问题"所困扰，所以影响了你的情绪，只要你能摆脱它，就会好了，你觉得呢	告诫服务对象问题不等于他自己，他之所以情绪低落，是因为他把自己看作一个问题者。这样改变了服务对象原始的看法，开始将矛盾转移到外部
服务对象	好像是这样，那我该怎么办	服务对象沉思片刻，表现出对社会工作者的认同
社会工作者	我们一起努力与问题作斗争，把问题想象成你的敌人，坚定信心、毅力和决心摆脱掉他如何	让服务对象感觉到背后有工作人员的鼓励和支持
服务对象	嗯	服务对象开始认同工作人员的建议
社会工作者	那我们具体谈一谈如何与问题作斗争吧。如果你非常讨厌的人让你听他的指挥做某件事，你会照办吗	在服务对象逐步有改变自己愿望时，提议怎样具体去做

面谈人物	面谈的内容、过程	内容分析、介入技巧分析、工作人员感受
服务对象	当然不会了，我会故意去做另外一件事	
社会工作者	我记得你上次说过，在看到别人交头接耳时，你第一感觉总是怀疑别人在议论你，然后就紧张不安，对吧，那么你尝试把这个感觉就想象为是你的敌人或者讨厌的人，是他在作怪。对于他的指挥你应反其道而行之，也就是暗示自己将他甩开	提出他说过的话可以使他增强对工作人员的信任度，具体告诉他问题外化的具体做法
服务对象	以后我遇到实际情况时可以试一试，如果不行怎么办	
社会工作者	你可以先试一试，同时可以想象一件愉快的事情，或是唱首歌，下次看看效果怎样	采用"目标转移"的手法

3. 第一次面谈后工作人员对服务对象的评价

（1）服务对象呈现的问题：服务对象周围的人都认为他是一个精神病患者，所以他也认为自己是有"问题"的人，与常人不同，所以经常会有消极情绪和自卑心理。这些使服务对象不能理性看待自己的问题，更没有勇气和信心去改变。

（2）社会工作者对服务对象的观察：服务对象在谈到别人对自己的看法时情绪看起来很低落，特别提到他不愿意看到社区的人；在提到是否想过自己的未来，他表现得很茫然和绝望；在谈到机构的活动时，他表现出较大的热情和兴趣。

（3）社会工作者对服务对象问题进展与个案的强化分析：服务对象目前的问题主要是将问题等同于自己，即自己是问题，问题是自己。所以导致了情绪的低落，对此，我们鼓励服务对象将自己和问题对立起来，并与问题作斗争，进而提升改变的动力。通过交流，服务对象

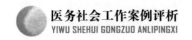

愿意尝试在实际情境中，将以往的定式思维作为自己的对立面，与其做斗争。

（二）第二次个案面谈报告

1. 面谈的目标

（1）引导服务对象说出自己在实际生活中如何使用"问题外化"来缓解自己的情绪，并能总结一些成功的经验。

（2）建议服务对象在遇到"窃窃私语"的情境时，如何通过转移注意力来缓解非理性情绪。

2. 面谈内容及过程

面谈人物	面谈的内容、过程	内容分析、介入技巧分析、社会工作者感受
社会工作者	你好，喝口水吧，这么热的天还来谈话，真的非常感谢你能遵守我们的约定	尽管天气很热，而且中午是最热的时候，服务对象还是提前20分钟到了，满头大汗。工作人员对他的这种行为表示赞赏，这样不仅会强化他遵守约定的行为，而且让他感觉到一种关怀
服务对象	谢谢，没什么的，我很愿意与你交流	从服务对象的表情和语气中可以看出他是真诚的
社会工作者	好的，上一次，我们主要谈了尝试在实际生活中使用"问题外化"的技巧，现在我想了解一下你是否用过，效果怎样	社会工作者通过这个问题引出上次面谈的话题，并可以进一步了解服务对象在实际生活中运用"问题外化"的情况
服务对象	尝试用过，还好	服务对象并没有犹豫，而且语气是肯定的
社会工作者	非常高兴你能尝试应用，能具体和我讲一讲吗	服务对象的话比较宏观，所以应该引导他从微观上谈

续表

面谈人物	面谈的内容、过程	内容分析、介入技巧分析、社会工作者感受
服务对象	上周五，和我妈去超市，不远处有两名中年妇女在窃窃私语。我试图听她们在讲什么却又听不清。然后我就开始紧张和心慌，本来我想走上前去弄清楚她们的讲话是否与我有关。在犹豫不决之间，我想起上周谈的"问题外化"，我按照你说的，把老怀疑别人议论自己的感觉假象成一个恶魔，就是这个恶魔在困扰我，使我成了所谓的精神病，所以我反复提醒和暗示自己要与恶魔斗争。只要能做到不服从恶魔的指挥，我就成功了。所以越想去弄清别人是否在讲我时，我就越要控制自己。这样不停地暗示，后来也没有走近去询问她们	服务对象在谈话中流露出一些自豪感，可见"问题外化"在一定程度上还是缓解了他的紧张和不安的情绪
社会工作者	很高兴听到你讲的实际体验。那能不能告诉我以往在遇到类似的情况你一般会怎么处理	通过询问服务对象以往处理此类问题的方式来评估服务对象使用"问题外化"的实际效果
服务对象	一般情况下可能会有两种处理方式吧。一是走近盯着他们，听她们说什么；另一种是迅速离开，但内心特别难受。有一次，因为盯着别人还打过架	服务对象在讲到与别人打架时低下了头，显得很惭愧。从谈话中知道，服务对象处理问题的模式与以往是有些不同了，因此，进一步了解他在超市的体验是很重要的
社会工作者	我提议我们还是回到在超市的问题上。你当时既没有冲上去，也没有迅速离开，对吧？那你的情绪怎样呢？会不会很难受呢	工作人员通过询问他情绪的变化来评估上次谈话的效果
服务对象	在与"恶魔"作斗争的时候，确实是犹豫不决，内心特别矛盾。但到后来控制住自己的冲动后平静了一些，心里虽然还有一些不舒服，但没有以前那么强烈	

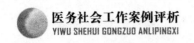
续表

面谈人物	面谈的内容、过程	内容分析、介入技巧分析、社会工作者感受
社会工作者	我听到这个消息真的替你高兴，你自己觉得这种办法有效吗	工作人员对服务对象的进步表现出认同以强化他的行为，使他更能坚定信心改变自己
服务对象	不好说	服务对象表现出犹豫的表情
社会工作者	能告诉我为什么这么讲吗	服务对象对"问题外化"取得的效果有所保留可能是有原因的
服务对象	我觉得在不同的地方取得的效果好像是不一样的	服务对象可能在不同场合都应用了"问题外化"技巧
社会工作者	那除了在超市，还有应用过"问题外化"的技巧吗	
服务对象	用过，上周日在我们社区里用的	
社会工作者	能讲出来与我一起分享吗	工作人员通过提问诱导服务对象讲出发生在社区里的事
服务对象	上周日下午大约5点钟，我回家时，看到楼下有六七个中老年妇女在聊天。其中有一个妇女就住在我家楼下，我走过她们身旁时，突然都不讲话了，都看着我。等我走远了，那个女的看了我一眼然后扭头与别人讲了一些话，我的直觉是她们在说我，所以心里特别不痛快，很想冲上前去将她暴打一顿。我也想过将这种冲动假想为敌人，可是怎么也控制不住，幸好我妈把我叫回去了，要不然……	服务对象说要不然后就不说了，意思可能是如果不是他妈妈后果就不堪设想了
社会工作者	你刚才讲了，其中一个妇女你还认识她，又是你邻居。你确认她在说你还是只是怀疑	服务对象的情绪可能与那个中年妇女有一定的关系，所以将焦点集中在那个妇女身上是下一步谈话的重点

面谈人物	面谈的内容、过程	内容分析、介入技巧分析、社会工作者感受
服务对象	我确信她是在讲我	服务对象的语气很坚定
社会工作者	你这么确定肯定是有原因的，能告诉我吗	引出服务对象和妇女关系的话题
服务对象	她是个坏女人，以前经常说我	服务对象以前可能和那个妇女有一些接触
社会工作者	能具体讲一讲为什么你那么确定吗？或许讲出来对我们缓解你的问题有一些帮助	引导服务对象将以往的经历讲出来
服务对象	她就住在我家楼下，她们家和我们有过两次冲突。一次是她家在楼下修阳台将我家的阳光挡住了，我们和她协调没有成功就吵起来了。还有一次是我们家厨房漏水，漏到她们家里去了，又吵架了，最后还打起来了。以后她在别人面前就经常讲我	服务对象在谈话时表现出很憎恨那个女的和她们家人
社会工作者	你是因为她们家和你们家的冲突就怀疑她说你坏话呢，还是真的听到过	探询服务对象怀疑邻居讲他的真正原因
服务对象	我真的听到过一次，有一次我和我爸在菜市场买菜，她在我身后和一个卖菜的说我是"神经病"就被我听到了，我要打她，被我爸阻止了，所以她肯定在说我	服务对象在讲这段经历时表现得很气愤和不满
社会工作者	除了那次，你还听到过她讲过你吗	
服务对象	倒是没有直接听到过，不过她肯定会讲我的	

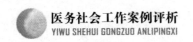

面谈人物	面谈的内容、过程	内容分析、介入技巧分析、社会工作者感受
社会工作者	我们还是回到你周日遇到那个妇女想去打她那件事上，你被妈妈叫回去后，情绪好点吗	探询服务对象在这件事上有没有可以利用的成功经验
服务对象	开始还是心情不爽，后来我妈妈开导我说"她讲我是她的自由，我也可以讲她，没有什么大不了的。"后来我妈给我做一些我爱吃的东西，慢慢地就没有再去想	服务对象在与母亲的交流过程中暂时转移了注意力，所以情绪有所缓和，这点可以作为其成功经验
社会工作者	在这次经历中，"问题外化"是否有效	
服务对象	我觉得在社区里遇到的那个女的可能没有用	
社会工作者	哦，原来是这样，那你是否觉得和妈妈谈话将"问题外化"更能缓和你的情绪	
服务对象	是这样的吧	
社会工作者	其实，在以后遇到类似的问题如果使用"问题外化"不管用的话，可以尝试使用"转移注意力"	通过讲解引出新的技巧"转移"注意力
服务对象	我不知道具体怎么转移注意力	服务对象又疑惑
社会工作者	在以后遇到类似情境，你可以暗示与自己没有关系，然后可以唱首歌，或者想一件开心的事，或者用随身听来听一首欢快的音乐，还可以想自己最想见的一个人	通过这些可能会转移服务对象的注意力，起到缓解情绪的作用
服务对象	嗯，我会试一试的	服务对象很赞同工作人员的建议

续表

面谈人物	面谈的内容、过程	内容分析、介入技巧分析、社会工作者感受
社会工作者	还有，我觉得你可以将"问题外化"和"转移注意力"两种方法结合起来，在不同的场合用不同的方法，或者在同一场合结合起来使用	因为服务对象在不同的场合使用的效果不同，所以将这两种方法结合起来比较有效

3. 第二次面谈后工作人员对服务对象的评价

（1）服务对象呈现的问题状况：服务对象在公共场合遇到别人窃窃私语时虽然很不安，但还是可以通过"问题外化"的技巧控制自己的冲动，缓解紧张情绪，基本上没有什么异常。但在社区里，特别是面对以往曾经伤害过自己的人就很难控制行为，有较强的攻击冲动，而且情绪极其紧张不安。

（2）社会工作者对服务对象的观察：服务对象在谈到在公共场合的经验时流露出一些成就感，但在谈到与社区那个邻居的关系时很沮丧，也很憎恨他社区周围的人。

（3）社会工作者对服务对象问题进展与个案的分析：服务对象在公共场合已经可以使用"问题外化"缓解自己的情绪，而且有成功的体验，但在社区里还存在问题。所以，尝试探索一种"转移注意力"的技巧是很重要的，服务对象对改变自己的问题积极性也比较高。

五、对服务对象的评估和未来发展建议

（1）建议服务对象在实际情境中使用"问题外化"技巧，将自我与问题对立起来，并与问题作斗争。服务对象在公共场合可以使用这种方法起到缓解自己情绪的目的，但在社区无效。

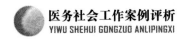

（2）建议服务对象使用转移注意力的技能来控制自己的情绪和冲动。据服务对象的母亲讲他目前控制情绪的能力有一定增强。

（3）给服务对象积极的心理支持，激发其改变自身的动力。据服务对象的母亲讲近来服务对象的情绪很好，也比以前有热情，讲话也多了。

（4）社会工作者对服务对象未来发展计划建议：服务对象问题的成因不仅仅是生理方面的，还包括心理和社会方面的，因此服务对象的问题仅依靠药物治疗是远远不够的。建议服务对象未来可以有针对性地从3个层面尝试解决自己的问题：一是从生理方面，继续依靠药物治疗，如果在条件允许的情况下，可以到一些权威的专科医院就诊，确认自己的问题；二是可求助于一些心理咨询和治疗机构，进一步从心理上进行调适和治疗；三是可以参与一些精神科社会工作举办的治疗小组，获取更多的朋辈群体的支持。另外，针对服务对象表现出的工作意愿，可以适当尝试一些能胜任的工作，从而提高效能，降低无能感。

 案例点评

　　本案例中，社会工作者非常用心地对服务对象开展工作，努力帮助服务对象改善其生活质量和精神状况。为一个带有幻听症状的服务对象进行个案辅导，对社会工作者的知识和技能都具有很大的挑战。首先，社会工作者需要有一定的精神科知识，初步对服务对象精神症状有所了解和识别，知道这些精神症状对服务对象生活和功能的大致影响；其次，针对特殊的服务对象，社会工作者需要掌握特殊的工作技巧，这与非精神病性的服务对象工作所使用的技巧有所不同；再次，社会工作者应与精神科医生合作，了解服务对象服药的情况，包括副作用和起效情况等。这都有利于社会工作者各项工作的开展。

　　该案例采用了后现代主义的叙事疗法，尝试使用系统脱敏法，致力于帮助服务对象从内在世界发生改变。比如，叙事治疗的外化问题技术和理念有助于案主提升对自己问题的感知，帮助服务对象以更开阔的视野，看到幻听症状对生活和交往的影响，进而有机会发展出有效的方式来接纳和应对所面临的问题，恢复一些重要功能。但遗憾的是社会工作者仅仅使用了问题外化这一项技术来帮助服务对象，而忽略了其它技术的使用。例如，强化服务对象的自我接纳这一努力是很有价值的。因此，技术使用的过于单一可能使这一疗法的使用效果打折扣，这是一个遗憾。

　　该案例中，社会工作者很好地呈现了两次会谈的对话。个案工作者的对话稿清晰呈现，并且有丰富的观察和分析以及一些重要的反思，体现了社会工作者的专业素养，和对这份工作的认真负责。在每次个案会谈结束之后，社会工作者会分别对"案主呈现的问题状况"、"工作员对案主的观察"、"工作员对案主问题进展与个案的强处分析"等进行分析。由此，一方面清晰地呈现出了服务对象问题的动态演化过程和社会工作者的工作成效；另一方面指明了今后的工作方向，并为后期的成效评估提供了便利。这体现了以服务对象需求为本的社会工作方法。

　　具体到个案会谈的技巧，社会工作者主要运用了支持性技巧（专注、倾听、同理心、鼓励）、引导性技巧（澄清、对焦、摘要）、影响性技巧（提供信息、建议、自我披露、忠告、对质）。社会工作者充分地倾听与接纳所有服务对象所表达的信息以及相应情感，会让服务对象有足够的安全感和信任社会。社会工作者运用澄清技巧使服务对象明确"问题"是外在的，不是自身的。通过问服务对象"什么是'有问题的人'，能具体谈一谈么"，来引导服务对象重新整理模糊不清的感受和经验。在第一次会谈结束后，社会工作者运用建议技巧，向服务对象提出"你可以先试一试……下次看看效果怎样"，既尊重服务对象自己的选择又提供有利于服务对象改善生活状况的建设性意见。此外，在服务对象运用新学到的方法改善自己的非理性情绪之后，社会工作者对他好的方面做出鼓励和肯定，对有待改善的一方面继续进行指导，有始有终，有建议有反馈，是一次完整的个案工作。

由于服务对象问题所涉及的精神医学知识的专业性较强，案例中也出现了一些模糊不清的提法，包括倒退行为和内倾性归因。在对服务对象行为的描述中缺乏对倒退行为的具体描述，内倾性归因也是一个含混的说法，难以说明服务对象的具体状况。也可能是出于同样的缺憾，服务对象的资料中，社会工作者没有包含一些重要的家庭资料，例如家族精神疾病史、早年家庭生活的经历、当前家庭互动的情况等。缺乏这些信息，不利于对服务对象问题的全面而深入的理解。因为只关注了内部因素（自卑的人格特点）而忽视了环境因素及两者间的交互作用，则无法更多的从这种交互作用中去寻找帮助服务对象改善的资源，以及无法识别这个交互作用中存在的问题。

感动中凝聚力量

——为贫困肾衰竭患者提供支持

山东省立医院医务社会工作办公室　尉　真　卞丽香　等

"看病难，看病贵"一直是备受关注的社会问题。本案例中，服务对象长期生活困难，后又患慢性肾衰竭，巨额的治疗费用让服务对象及其家庭的生活雪上加霜。接案后，社会工作者通过运用专业方法，实施救助方案，链接各方资源，使服务对象的困难得到有效缓解。

一、背景介绍

慢性肾衰竭是指各种原因造成慢性进行性肾实质损害，致使肾脏明显萎缩，不能维持基本功能，临床出现以代谢产物潴留，水、电解质、酸碱平衡失调，全身各系统受损为主要表现的临床综合征。病情发展到一定阶段，需要接受透析治疗，以协助病人排出由于肾脏不运转而在体内滞留的毒素。肾衰竭属于慢性疾病，病人需要坚强的意志和信心之外，经济基础是非常关键的保障。

（一）基本资料

（1）姓名：马 HH。

（2）性别：女。

（3）年龄：27 岁。

（4）社会工作者：尉真、卞丽香、顾晓军、刘慧、王雪玲、李娟、何俊。

（二）个案背景资料

1. 接案原因

服务对象被确诊为慢性肾衰竭，由于没有匹配的肾源只能接受长期的血液透析来维持身体机能。但因其家庭经济收入较低，只能依靠农业收入和简单的小生意维持生活，其家庭没有足够的能力承受巨额

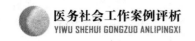

的医疗费用。服务对象及其家属的情绪都非常消极，由医护人员转介给社会工作者。

2. 家庭情况

服务对象一家来自菏泽巨野县某农村，服务对象的父亲是一名普通农民，为了给服务对象治病，变卖了老家房屋及所有能卖的东西来到济南支持服务对象接受治疗。父亲买了辆二手电动三轮车帮人拉货，母亲则到馒头房、点心铺打零工。服务对象已婚，有一个女儿，她的病情确诊后时间不长，在得知所患慢性肾衰竭必须依靠透析维持生命，医疗费用高昂，服务对象的丈夫看到救治无望，透析花费巨大，抱着女儿消失了。服务对象还有一个弟弟，一个妹妹。弟弟已经结婚了，在工地做建筑工人，妹妹在某企业打工。

3. 健康状况

一个夏天，服务对象突然感到身体不适，恶心呕吐，从村里到县里，多次治疗后不见好转，几经周折，来到了山东省立医院确诊为尿毒症（慢性肾衰竭的另一种称法）。全家人做体检，希望能给她捐肾，但检查结果显示配型不合适，换肾不成，服务对象只能依靠血液透析维持生命。经常性的透析，使得服务对象腿部的钙流失，时常抽筋。服务对象的肾病很严重，同时引起了很多并发症，脾脏严重受损，高血压引发的眼底出血，致使其双眼彻底失明，同时患有心脏病，身体特别虚弱。

4. 情绪状况

患病之前，服务对象性格外向开朗，喜欢与人聊天；但患病之后，由于病痛折磨而不愿与人接触。由于身患疾病，身体虚弱，家庭经济负担重，造成心理压力大，同时遭到丈夫的抛弃，女儿被丈夫带走，服务对象悲伤愤怒之余又思念女儿导致情绪压抑，曾产生过轻生的念头，对由于自己患病对家庭造成的沉重负担表现出内疚感。服务对象的父母一方面因为没钱替女儿治病而焦急；另一方面也因为到处欠债而心里不安。

5. 行为表现

服务对象体谅父母的辛苦，只有当身体浮肿到无法呼吸的时候，才让父亲带着自己来医院做透析。根据她的病情，应当每周做3次透析，但她现在每周只能做1次。由于内疚，担心自己的病拖累家人会更严重，所以消极地对待自己的身体状况，而且不喜欢活动，有自我封闭的倾向。

6. 人际关系

服务对象患病后，由于要接受血液透析，需经常往返于住处与医院之间。较低的免疫力以及并发症引起的视力丧失，迫使其不能自己独立出去，因而不能经常待在人多的地方，丧失了与外界接触和交流的机会。服务对象与父母的关系很密切，但由于重病遭到婆家的抛弃。

7. 经济状况

服务对象的父母为给女儿治病，已经变卖了房产等。服务对象因病没有工作能力，丈夫带着女儿离家出走，只有父亲和母亲通过打零工赚取生活费用和医疗费用。面对巨额的医药费，服务对象一家力不从心。每次血液透析需要400元，正常的话每周需要做3次，每月有接近5000元的医疗支出，而且还有药物治疗，每次透析，尽管使用最廉价的药物，平均花费也在六七百元。而他们一个月最多只有3000元钱的收入，已经欠了27家亲戚总共十几万元的债务。服务对象患病第一年花费了近10万元。由于当时新型农村合作医疗刚开始不久，血液透析的报销比率很低，无法缓解巨大的经济压力。

8. 支持网络

服务对象有父母、弟弟和妹妹作为支持系统，但由于病重遭到丈夫和婆家的抛弃，失去了部分的支持。老家亲戚和邻居均是农民，可提供的资源也极少。

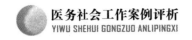
二、分析预估

1. 生理—心理—社会模式

以生理—心理—社会模式作为介入模式，使社会工作者对个案的需要有整体的了解，按阶段协助服务对象及家人面对因患病所带来的各种问题。同时社会工作者要以马斯洛的需求层次理论为依据，首先协助其应对生命与生存的问题，解决费用难题。

知识链接

生理—心理—社会模式

生理—心理—社会模式是指看待问题的系统观方法，现已广泛应用于医学、心理学和社会工作领域，指的是无论是分析问题还是解决问题都应该从生理因素、心理因素和社会因素这三个方面系统看到问题。社会工作者的工作也要从这三个方面着手来帮助服务对象。

2. 阶段理论

阶段理论认为，面对重大疾病，人们的心理状态可分为五个阶段，即否认期、愤怒期、协议期、抑郁期、接受期。社会工作者参照该理论与服务对象及其家人沟通，并表达能够了解、接纳他们的感受，愿意协助服务对象一家调整心理状态，使他们接受并直面服务对象患病的事实。

3. 增能理论

增能社会工作理论认为，个人的需要不能得到满足，主要是由于环境对个人的排挤和压迫造成的。服务对象及其家人并非没有能力，而是生活环境的限制，使他们的个人能力受到压制。社会工作者协助服务对象确认自己是改变自己的媒介，自己的无力感是可以改变的，其他人只是帮助他们解决问题的伙伴，自己才是解决问题的主体。

4. 理性情绪治疗理论

根据理性情绪治疗理论，正确的理解会产生较好的情绪和行为，不良的理解会导致不良的情绪和行为。心理症状的根源就是人的思想存在问题，所以针对服务对象的情绪问题和心理压力，社会工作者要协助服务对象对患病的事实形成正确合理的认识，调整极端的想法。

三、服务计划

（一）服务目标

（1）协助申请各类医疗救助基金，并联系媒体和慈善机构等组织，募集爱心善款，同时与医院相关部门协商，减免部分医疗费用，解决其医疗费用问题。

（2）协助服务对象及其家人正视服务对象的疾病，树立解决问题的信心。

（3）协助服务对象与医生沟通，了解服务对象的治疗情况，使服务对象及其家人共同参与到治疗计划中，掌握其治疗进度。

（4）协助服务对象家人疏导情绪，缓解压力，并给予情感支持。与服务对象的老家和婆家取得联系，协助服务对象与女儿团聚，增强战胜疾病的动力。

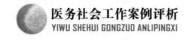

（二）服务策略与程序

（1）通过主动关怀与接触，了解服务对象的病情并且收集详细背景资料，与服务对象建立专业关系，了解其需求、困难，确定服务目标，制订服务计划。

（2）资源链接与整合：积极向医院申请减免医疗费用，联系媒体、慈善救助部门，筹集治疗费用。为服务对象家庭联系村民委员会、民政部门，申请低保、新农合等援助和社会福利，保障服务对象日后的生活和治疗。

（3）积极探访，为服务对象及家属进行心理辅导，缓解心理压力。

（4）关注服务对象家庭问题，与服务对象老家联系，并与其丈夫及公婆进行沟通，为服务对象找回失去联系的女儿。

（5）促进服务对象及其家人提升自我认知，增强自信心。

四、服务计划实施

（一）第一阶段

（1）目标：建立信任关系，收集资料，进行预估。

（2）主要内容：社会工作者通过病房探访与服务对象进行接触。访谈中，运用同理、接纳与尊重等理念和技巧，与服务对象及其家人建立信任关系。通过不断的沟通和交流，收集服务对象的相关资料，并进行需求和问题预估。

（二）第二阶段

（1）目标：资源链接与整合，筹集资金，解决服务对象的医疗费用难题。

（2）主要内容：社会工作者将服务对象的具体情况向医院领导汇报，争取减免部分医疗费用，最终医院决定为其减免近 1/3 的透析治疗费用。同时社会工作者积极为服务对象申请慈善救助项目基金，最终将其纳入到山东省慈善总会贫困肾衰竭患者救助项目中，获得 1 万元的资助。积极联系媒体，对服务对象及其父亲的感人事迹进行宣传报道。某报纸发表的摄影专题，讲述服务对象父亲帮助女儿与尿毒症顽强抗争的感人故事，在社会上引起巨大反响，争取到了社会各界捐助 4 万余元。

（三）第三阶段

（1）目标：对服务对象及其父母给予情绪支持与疏导。

（2）主要内容：注意倾听、回应服务对象及其父亲的感受，表达同理心，给予服务对象精神支持和心理安慰。社会工作者与服务对象进行沟通，倾听服务对象诉说，深入了解她的内心世界。在这一过程中，社会工作者始终不停地鼓励她，由志愿者陪伴她，为其提供心理支持，社会工作者的帮助成为支持她坚持下去的重要精神力量。

（四）第四阶段

（1）目标：协助服务对象与女儿重聚，重新鼓起生活的勇气。

（2）主要内容：社会工作者通过媒体为服务对象找到了失去联系的女儿。为了让服务对象见到女儿，社会工作者与服务对象的丈夫联系，并前往其婆家进行调解和协调工作。在多方的共同参与下，公公婆婆终于同意把孩子送回服务对象身边。

（五）第五阶段

（1）目标：协助服务对象获得更好的身体康复条件，将病痛降低

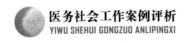

到最小的伤害。

（2）主要内容：社会工作者与医护人员沟通，帮助服务对象及其家人制订出院计划以及透析进度安排。同时注意关注其他科室的惠民医疗救助项目，为服务对象争取并发症的免费或低费用治疗。最终帮助服务对象接受眼科手术，使其重见光明。

五、总结评估

（一）评估方法

1. 服务对象自身感受

服务对象及其家人在多次与社会工作者的聚会中表示特别感谢医院医护人员和社会爱心人士的关心帮助，经济和心理负担不再那么沉重，对生活也有了信心，"感觉日子又有盼头啦。"

2. 社会工作者观察

服务对象的情绪由刚入院时的沉默寡言、悲观消沉、焦虑不安到个案服务结束时情绪稳定、乐于与其他人交流，能够积极面对疾病和生活，对疾病的态度上，也由最初的不愿接受甚至逃避转变为勇于面对。

（二）介入成效

1. 服务对象评估

服务对象表示，自从与社会工作者结识并接受专业服务后，社会工作者不仅帮助其解决了最迫切的医疗费用问题，而且引导其正确认识自己的疾病，减轻了内心的恐惧和担忧，渐渐变得开朗起来，感觉生活有了希望。

2. 目标达成情况

首先服务对象面临的最大问题——医疗费用问题得到解决，服务对象不仅享受到肾衰竭医疗救助项目每年1万元，而且其家乡的民政局工作人员为他们送来1万元救助金以及各种食品和玩具，为双目失明的服务对象办理了一级伤残证，并为其申请重度伤残补助。济南多所学校组织募捐，为服务对象捐款近1.1万元，还有许多社会爱心人士纷纷送来善款。其次，服务对象思念的女儿回到身边，使其增加了面对疾病的勇气和信心。再次服务对象及其家人的情绪压力得到有效缓解。

六、结案

（一）结案原因

服务对象病情得到有效控制，结束专业关系。

（二）结案处理方式及建议

（1）做好结案准备，处理离别情绪。
（2）建议服务对象遵照医嘱按时来院进行血液透析。

七、专业反思

"看病难、看病贵"一直是备受关注的社会问题。面对突如其来的重大疾病，贫困家庭由于资源网络狭窄和自身经济能力的原因更是感到迷茫和绝望。在这类服务中，医务社会工作者不仅发挥资源链接、

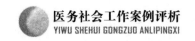

情感支持、心理疏导的角色功能，同时进行社会倡导，代表困难群体发出声音，促使政府完善社会保障政策。同时担当教育者的角色，提高服务对象对医保政策的全面认识。

在整个活动中，始终以积极的、平等的态度对待服务对象，合理地运用个案工作技巧，包括交流技巧、解决问题技巧、改变行为技巧，利用倾听、引导、反馈、总结等沟通技巧，舒缓服务对象的心理压力，重建对生活的信心，提高自身解决问题的能力，改善困境。

社会工作者始终体现全人理念，不仅协助服务对象接受恰当治疗，解决因患病导致的经济危机，而且要时时关注服务对象的心理变化与社会适应，根据服务对象的情况变化随时修改服务计划，以更好地为服务对象服务。

知识链接

全人理念

全人理念是指系统全面地看待一个人，无论他（她）的成长、教育、工作还是生活。全人理念运用在社会工作者的工作中，就是在帮助一个人、一个小组或者一个家庭的时候，要全面评估考量服务对象面临的困难和问题，服务方案也要尊重全人理念，从生活—工作、个体—家庭、生理—心理、临时—长远等各个层面，全面地开展帮扶和救助工作。

社会工作者应该学会让服务对象剖析自己，让其亲自去面对一定的现实。要培养其面对现实的能力，学会在遇到挫折时从多角度出发去思考，学会向外界求助，学会正确、客观、理性地分析问题的实质，从而提高自己对社会的适应能力。

社会工作者并不是"万能"的，仅仅依靠社会工作者的力量难以满足众多服务对象的需求。要实现广大患者的"有病能医，有病医好",不仅需要医疗卫生界的努力与政策完善,还需要民政等相关部门的大力支持与协助,在医疗救助与志愿服务等方面加强合作,实现社会资源全面统筹与整合。

 案例点评

这是一个社会工作者协助慢性肾衰竭患者获得社会支持、重拾信心的成功案例。从案情描述中得知,服务对象是一名27岁的农民家庭女子,因患有慢性肾衰竭无力支付昂贵的医药费而遭丈夫抛弃,本就经济不宽裕的父母和弟弟妹妹虽竭力帮助,依旧力不从心。服务对象因为被丈夫抛弃而悲伤愤怒,对带给父母家人巨大的经济压力而愧疚,加上病痛的折磨,陷入绝望而一度想到轻生。父母一方面为女儿的病焦急,一方面又为负债而不安,整个大家庭都陷入困顿之中。

该案例的成功之处在于,社会工作者有效地调动与协调了各种社会支持资源,包括医院、民政部门、新闻媒体、社会公众等,极大地缓解了服务对象就医的经济压力。首先,社会工作者多个渠道为患者筹措资金,保证服务对象的身体救治,即充分发掘社会层面的资源和力量保证服务对象的生理需求,并和医护人员沟通,帮助服务对象制定出院计划和透析计划,同时还帮助服务对象重见光明。其次,心理层面除了对服务对象及其家人进行心理疏导和支持,同时也利用社会资源,帮助服务对象找到了自己的女儿,使她们母女重聚,重新帮助服务对象和整个家庭建立了信心和希望,使她们重燃生命之火。本案例非常完美地体现了生理—心理—社会模式在社会工作中的巨大作用,以及此模式指导下富有成效的工作。该团队的计划和工作切切实实地帮到了服务对象和其家庭,这些都不是一个人一个部门可以做到的。该工作团队在调用和整合社会资源方面具有巨大优势,这是她们确保该项工作能帮助到服务对象的保障和基础。该工作团队非常动人之处就在于，他们想尽了办法动用了能想到的所有资源来帮助服务对象，最难能可贵的是，当他们看到服务对象被丈夫抛弃并不能见自己女儿的内心痛苦和酸楚后，克服重重困难使得母女团聚，这无疑重燃了服务对象内心的希望之火。

该案例呈现方式规范，社会工作者的操作流程规范。工作团队严格按照社会工作者个案工作的步骤和规则制定工作计划并逐步实施。第一，申请与接案——工作团队接到转介个案，对个案情况进行评估后，发现是可以帮助服务对象渡过难关解决当下困难的，随即做出接案决定。第二，资料收集与诊断——该个案资料收集全面：对于服务对象的家庭情况、健康状况、心理状况、行为表现、人际关系、经济状况、支持网络等各个方面都进行了全面的了解。第三，目标与计划确定——在全面评估服务对象的各项状况基础之上，工作团队制定了明确清晰的工作目标和切实可行的工作计划。第四，服务提供与治疗——依照工作目标与实施计划逐步实施，环环相扣、逐步深入且富有成效地进行了帮扶救助工作。第五，结案与评估——预计目标达成后进行评估并结案，最后工作团队提出了他们的专业思考。

该案例也是一个成功的个案管理案例。依据服务对象的需求和困难组建队员结构多元的工作团队，利用自己擅长的资源和能力，为服务对象提供全面多元有效的服务和帮助。比如，该案例的工作团队出色地完成了和当地相关政府部门、医院相关部门、以及当地媒体的沟通与合作，为服务对象争取到了全方位的支持和帮助，这部分工作就非常需要沟通能力强、公关能力强或者自己有相关人脉的人来做，对于其他一些复杂细致繁琐的计划工作也需要指定专人负责。另外，有些服务对象需要一些特殊的帮助和训练，比如需要康复训练员或者心理治疗师，这一部分工作不一定要社会工作者来承担，只是工作团队可以扩大组员，建立一个相关人才储备库，比如心理治疗师、精神科大夫、律师、功课辅导老师等，以备不时之需。所以，当我们接到个案转介或申请时，需要评估个案的基本情况是否在我们的服务范围之内，同时，我们也可以思考是否有可能创建一个人员扩大的团队，即邀请一些相关领域的专业人士一起参与，对服务对象进行帮助。所以，社会工作者不但要重视评估服务对象的基本状况，也要重视评估自己的工作能力和范围，评估自己和服务对象的匹配度，以免在今后的工作中因为自己评估不当对服务对象造成二次伤害，以防影响自身工作的积极性。

附　录

中华人民共和国精神卫生法

〔中华人民共和国主席令第 62 号〕

第一章　总　　则

第一条　为了发展精神卫生事业，规范精神卫生服务，维护精神障碍患者的合法权益，制定本法。

第二条　在中华人民共和国境内开展维护和增进公民心理健康、预防和治疗精神障碍、促进精神障碍患者康复的活动，适用本法。

第三条　精神卫生工作实行预防为主的方针，坚持预防、治疗和康复相结合的原则。

第四条　精神障碍患者的人格尊严、人身和财产安全不受侵犯。

精神障碍患者的教育、劳动、医疗以及从国家和社会获得物质帮助等方面的合法权益受法律保护。

有关单位和个人应当对精神障碍患者的姓名、肖像、住址、工作单位、病历资料以及其他可能推断出其身份的信息予以保密；但是，依法履行职责需要公开的除外。

第五条　全社会应当尊重、理解、关爱精神障碍患者。

任何组织或者个人不得歧视、侮辱、虐待精神障碍患者，不得非法限制精神障碍患者的人身自由。

新闻报道和文学艺术作品等不得含有歧视、侮辱精神障碍患者的内容。

第六条 精神卫生工作实行政府组织领导、部门各负其责、家庭和单位尽力尽责、全社会共同参与的综合管理机制。

第七条 县级以上人民政府领导精神卫生工作，将其纳入国民经济和社会发展规划，建设和完善精神障碍的预防、治疗和康复服务体系，建立健全精神卫生工作协调机制和工作责任制，对有关部门承担的精神卫生工作进行考核、监督。

乡镇人民政府和街道办事处根据本地区的实际情况，组织开展预防精神障碍发生、促进精神障碍患者康复等工作。

第八条 国务院卫生行政部门主管全国的精神卫生工作。县级以上地方人民政府卫生行政部门主管本行政区域的精神卫生工作。

县级以上人民政府司法行政、民政、公安、教育、人力资源社会保障等部门在各自职责范围内负责有关的精神卫生工作。

第九条 精神障碍患者的监护人应当履行监护职责，维护精神障碍患者的合法权益。

禁止对精神障碍患者实施家庭暴力，禁止遗弃精神障碍患者。

第十条 中国残疾人联合会及其地方组织依照法律、法规或者接受政府委托，动员社会力量，开展精神卫生工作。

村民委员会、居民委员会依照本法的规定开展精神卫生工作，并对所在地人民政府开展的精神卫生工作予以协助。

国家鼓励和支持工会、共产主义青年团、妇女联合会、红十字会、科学技术协会等团体依法开展精神卫生工作。

第十一条 国家鼓励和支持开展精神卫生专门人才的培养，维护精神卫生工作人员的合法权益，加强精神卫生专业队伍建设。

国家鼓励和支持开展精神卫生科学技术研究，发展现代医学、我国传统医学、心理学，提高精神障碍预防、诊断、治疗、康复的科学技术水平。

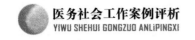
国家鼓励和支持开展精神卫生领域的国际交流与合作。

第十二条　各级人民政府和县级以上人民政府有关部门应当采取措施,鼓励和支持组织、个人提供精神卫生志愿服务,捐助精神卫生事业,兴建精神卫生公益设施。

对在精神卫生工作中作出突出贡献的组织、个人,按照国家有关规定给予表彰、奖励。

第二章　心理健康促进和精神障碍预防

第十三条　各级人民政府和县级以上人民政府有关部门应当采取措施,加强心理健康促进和精神障碍预防工作,提高公众心理健康水平。

第十四条　各级人民政府和县级以上人民政府有关部门制定的突发事件应急预案,应当包括心理援助的内容。发生突发事件,履行统一领导职责或者组织处置突发事件的人民政府应当根据突发事件的具体情况,按照应急预案的规定,组织开展心理援助工作。

第十五条　用人单位应当创造有益于职工身心健康的工作环境,关注职工的心理健康;对处于职业发展特定时期或者在特殊岗位工作的职工,应当有针对性地开展心理健康教育。

第十六条　各级各类学校应当对学生进行精神卫生知识教育;配备或者聘请心理健康教育教师、辅导人员,并可以设立心理健康辅导室,对学生进行心理健康教育。学前教育机构应当对幼儿开展符合其特点的心理健康教育。

发生自然灾害、意外伤害、公共安全事件等可能影响学生心理健康的事件,学校应当及时组织专业人员对学生进行心理援助。

教师应当学习和了解相关的精神卫生知识,关注学生心理健康状况,正确引导、激励学生。地方各级人民政府教育行政部门和学校应当重视教师心理健康。

学校和教师应当与学生父母或者其他监护人、近亲属沟通学生心理健康情况。

第十七条　医务人员开展疾病诊疗服务，应当按照诊断标准和治疗规范的要求，对就诊者进行心理健康指导；发现就诊者可能患有精神障碍的，应当建议其到符合本法规定的医疗机构就诊。

第十八条　监狱、看守所、拘留所、强制隔离戒毒所等场所，应当对服刑人员，被依法拘留、逮捕、强制隔离戒毒的人员等，开展精神卫生知识宣传，关注其心理健康状况，必要时提供心理咨询和心理辅导。

第十九条　县级以上地方人民政府人力资源社会保障、教育、卫生、司法行政、公安等部门应当在各自职责范围内分别对本法第十五条至第十八条规定的单位履行精神障碍预防义务的情况进行督促和指导。

第二十条　村民委员会、居民委员会应当协助所在地人民政府及其有关部门开展社区心理健康指导、精神卫生知识宣传教育活动，创建有益于居民身心健康的社区环境。

乡镇卫生院或者社区卫生服务机构应当为村民委员会、居民委员会开展社区心理健康指导、精神卫生知识宣传教育活动提供技术指导。

第二十一条　家庭成员之间应当相互关爱，创造良好、和睦的家庭环境，提高精神障碍预防意识；发现家庭成员可能患有精神障碍的，应当帮助其及时就诊，照顾其生活，做好看护管理。

第二十二条　国家鼓励和支持新闻媒体、社会组织开展精神卫生的公益性宣传，普及精神卫生知识，引导公众关注心理健康，预防精神障碍的发生。

第二十三条　心理咨询人员应当提高业务素质，遵守执业规范，为社会公众提供专业化的心理咨询服务。

心理咨询人员不得从事心理治疗或者精神障碍的诊断、治疗。

心理咨询人员发现接受咨询的人员可能患有精神障碍的，应当建议其到符合本法规定的医疗机构就诊。

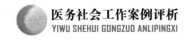

心理咨询人员应当尊重接受咨询人员的隐私，并为其保守秘密。

第二十四条　国务院卫生行政部门建立精神卫生监测网络，实行严重精神障碍发病报告制度，组织开展精神障碍发生状况、发展趋势等的监测和专题调查工作。精神卫生监测和严重精神障碍发病报告管理办法，由国务院卫生行政部门制定。

国务院卫生行政部门应当会同有关部门、组织，建立精神卫生工作信息共享机制，实现信息互联互通、交流共享。

第三章　精神障碍的诊断和治疗

第二十五条　开展精神障碍诊断、治疗活动，应当具备下列条件，并依照医疗机构的管理规定办理有关手续：

（一）有与从事的精神障碍诊断、治疗相适应的精神科执业医师、护士；

（二）有满足开展精神障碍诊断、治疗需要的设施和设备；

（三）有完善的精神障碍诊断、治疗管理制度和质量监控制度。

从事精神障碍诊断、治疗的专科医疗机构还应当配备从事心理治疗的人员。

第二十六条　精神障碍的诊断、治疗，应当遵循维护患者合法权益、尊重患者人格尊严的原则，保障患者在现有条件下获得良好的精神卫生服务。

精神障碍分类、诊断标准和治疗规范，由国务院卫生行政部门组织制定。

第二十七条　精神障碍的诊断应当以精神健康状况为依据。

除法律另有规定外，不得违背本人意志进行确定其是否患有精神障碍的医学检查。

第二十八条　除个人自行到医疗机构进行精神障碍诊断外，疑似精神障碍患者的近亲属可以将其送往医疗机构进行精神障碍诊断。对查找不到近亲属的流浪乞讨疑似精神障碍患者，由当地民政等有关部门按照职责分工，帮助送往医疗机构进行精神障碍诊断。

疑似精神障碍患者发生伤害自身、危害他人安全的行为，或者有伤害自身、危害他人安全的危险的，其近亲属、所在单位、当地公安机关应当立即采取措施予以制止，并将其送往医疗机构进行精神障碍诊断。

医疗机构接到送诊的疑似精神障碍患者，不得拒绝为其作出诊断。

第二十九条　精神障碍的诊断应当由精神科执业医师作出。

医疗机构接到依照本法第二十八条第二款规定送诊的疑似精神障碍患者，应当将其留院，立即指派精神科执业医师进行诊断，并及时出具诊断结论。

第三十条　精神障碍的住院治疗实行自愿原则。

诊断结论、病情评估表明，就诊者为严重精神障碍患者并有下列情形之一的，应当对其实施住院治疗：

（一）已经发生伤害自身的行为，或者有伤害自身的危险的；

（二）已经发生危害他人安全的行为，或者有危害他人安全的危险的。

第三十一条　精神障碍患者有本法第三十条第二款第一项情形的，经其监护人同意，医疗机构应当对患者实施住院治疗；监护人不同意的，医疗机构不得对患者实施住院治疗。监护人应当对在家居住的患者做好看护管理。

第三十二条　精神障碍患者有本法第三十条第二款第二项情形，患者或者其监护人对需要住院治疗的诊断结论有异议，不同意对患者实施住院治疗的，可以要求再次诊断和鉴定。

依照前款规定要求再次诊断的，应当自收到诊断结论之日起三日内向原医疗机构或者其他具有合法资质的医疗机构提出。承担再次诊断的医疗机构应当在接到再次诊断要求后指派二名初次诊断医师以外的精神科执业医师进行再次诊断，并及时出具再次诊断结论。承担再次诊断的执业医师应当到收治患者的医疗机构面见、询问患者，该医

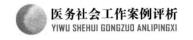

疗机构应当予以配合。

对再次诊断结论有异议的，可以自主委托依法取得执业资质的鉴定机构进行精神障碍医学鉴定；医疗机构应当公示经公告的鉴定机构名单和联系方式。接受委托的鉴定机构应当指定本机构具有该鉴定事项执业资格的二名以上鉴定人共同进行鉴定，并及时出具鉴定报告。

第三十三条　鉴定人应当到收治精神障碍患者的医疗机构面见、询问患者，该医疗机构应当予以配合。

鉴定人本人或者其近亲属与鉴定事项有利害关系，可能影响其独立、客观、公正进行鉴定的，应当回避。

第三十四条　鉴定机构、鉴定人应当遵守有关法律、法规、规章的规定，尊重科学，恪守职业道德，按照精神障碍鉴定的实施程序、技术方法和操作规范，依法独立进行鉴定，出具客观、公正的鉴定报告。

鉴定人应当对鉴定过程进行实时记录并签名。记录的内容应当真实、客观、准确、完整，记录的文本或者声像载体应当妥善保存。

第三十五条　再次诊断结论或者鉴定报告表明，不能确定就诊者为严重精神障碍患者，或者患者不需要住院治疗的，医疗机构不得对其实施住院治疗。

再次诊断结论或者鉴定报告表明，精神障碍患者有本法第三十条第二款第二项情形的，其监护人应当同意对患者实施住院治疗。监护人阻碍实施住院治疗或者患者擅自脱离住院治疗的，可以由公安机关协助医疗机构采取措施对患者实施住院治疗。

在相关机构出具再次诊断结论、鉴定报告前，收治精神障碍患者的医疗机构应当按照诊疗规范的要求对患者实施住院治疗。

第三十六条　诊断结论表明需要住院治疗的精神障碍患者，本人没有能力办理住院手续的，由其监护人办理住院手续；患者属于查找不到监护人的流浪乞讨人员的，由送诊的有关部门办理住院手续。

精神障碍患者有本法第三十条第二款第二项情形，其监护人不办理住院手续的，由患者所在单位、村民委员会或者居民委员会办理住院手续，并由医疗机构在患者病历中予以记录。

第三十七条 医疗机构及其医务人员应当将精神障碍患者在诊断、治疗过程中享有的权利，告知患者或者其监护人。

第三十八条 医疗机构应当配备适宜的设施、设备，保护就诊和住院治疗的精神障碍患者的人身安全，防止其受到伤害，并为住院患者创造尽可能接近正常生活的环境和条件。

第三十九条 医疗机构及其医务人员应当遵循精神障碍诊断标准和治疗规范，制定治疗方案，并向精神障碍患者或者其监护人告知治疗方案和治疗方法、目的以及可能产生的后果。

第四十条 精神障碍患者在医疗机构内发生或者将要发生伤害自身、危害他人安全、扰乱医疗秩序的行为，医疗机构及其医务人员在没有其他可替代措施的情况下，可以实施约束、隔离等保护性医疗措施。实施保护性医疗措施应当遵循诊断标准和治疗规范，并在实施后告知患者的监护人。

禁止利用约束、隔离等保护性医疗措施惩罚精神障碍患者。

第四十一条 对精神障碍患者使用药物，应当以诊断和治疗为目的，使用安全、有效的药物，不得为诊断或者治疗以外的目的使用药物。

医疗机构不得强迫精神障碍患者从事生产劳动。

第四十二条 禁止对依照本法第三十条第二款规定实施住院治疗的精神障碍患者实施以治疗精神障碍为目的的外科手术。

第四十三条 医疗机构对精神障碍患者实施下列治疗措施，应当向患者或者其监护人告知医疗风险、替代医疗方案等情况，并取得患者的书面同意；无法取得患者意见的，应当取得其监护人的书面同意，并经本医疗机构伦理委员会批准：

（一）导致人体器官丧失功能的外科手术；

（二）与精神障碍治疗有关的实验性临床医疗。

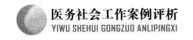

实施前款第一项治疗措施，因情况紧急查找不到监护人的，应当取得本医疗机构负责人和伦理委员会批准。

禁止对精神障碍患者实施与治疗其精神障碍无关的实验性临床医疗。

第四十四条 自愿住院治疗的精神障碍患者可以随时要求出院，医疗机构应当同意。

对有本法第三十条第二款第一项情形的精神障碍患者实施住院治疗的，监护人可以随时要求患者出院，医疗机构应当同意。

医疗机构认为前两款规定的精神障碍患者不宜出院的，应当告知不宜出院的理由；患者或者其监护人仍要求出院的，执业医师应当在病历资料中详细记录告知的过程，同时提出出院后的医学建议，患者或者其监护人应当签字确认。

对有本法第三十条第二款第二项情形的精神障碍患者实施住院治疗，医疗机构认为患者可以出院的，应当立即告知患者及其监护人。

医疗机构应当根据精神障碍患者病情，及时组织精神科执业医师对依照本法第三十条第二款规定实施住院治疗的患者进行检查评估。评估结果表明患者不需要继续住院治疗的，医疗机构应当立即通知患者及其监护人。

第四十五条 精神障碍患者出院，本人没有能力办理出院手续的，监护人应当为其办理出院手续。

第四十六条 医疗机构及其医务人员应当尊重住院精神障碍患者的通讯和会见探访者等权利。除在急性发病期或者为了避免妨碍治疗可以暂时性限制外，不得限制患者的通讯和会见探访者等权利。

第四十七条 医疗机构及其医务人员应当在病历资料中如实记录精神障碍患者的病情、治疗措施、用药情况、实施约束、隔离措施等内容，并如实告知患者或者其监护人。患者及其监护人可以查阅、复制病历资料；但是，患者查阅、复制病历资料可能对其治疗产生不利影响的除外。病历资料保存期限不得少于三十年。

第四十八条　医疗机构不得因就诊者是精神障碍患者，推诿或者拒绝为其治疗属于本医疗机构诊疗范围的其他疾病。

第四十九条　精神障碍患者的监护人应当妥善看护未住院治疗的患者，按照医嘱督促其按时服药、接受随访或者治疗。村民委员会、居民委员会、患者所在单位等应当依患者或者其监护人的请求，对监护人看护患者提供必要的帮助。

第五十条　县级以上地方人民政府卫生行政部门应当定期就下列事项对本行政区域内从事精神障碍诊断、治疗的医疗机构进行检查：

（一）相关人员、设施、设备是否符合本法要求；

（二）诊疗行为是否符合本法以及诊断标准、治疗规范的规定；

（三）对精神障碍患者实施住院治疗的程序是否符合本法规定；

（四）是否依法维护精神障碍患者的合法权益。

县级以上地方人民政府卫生行政部门进行前款规定的检查，应当听取精神障碍患者及其监护人的意见；发现存在违反本法行为的，应当立即制止或者责令改正，并依法作出处理。

第五十一条　心理治疗活动应当在医疗机构内开展。专门从事心理治疗的人员不得从事精神障碍的诊断，不得为精神障碍患者开具处方或者提供外科治疗。心理治疗的技术规范由国务院卫生行政部门制定。

第五十二条　监狱、强制隔离戒毒所等场所应当采取措施，保证患有精神障碍的服刑人员、强制隔离戒毒人员等获得治疗。

第五十三条　精神障碍患者违反治安管理处罚法或者触犯刑法的，依照有关法律的规定处理。

第四章　精神障碍的康复

第五十四条　社区康复机构应当为需要康复的精神障碍患者提供场所和条件，对患者进行生活自理能力和社会适应能力等方面的康复训练。

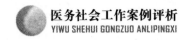

第五十五条　医疗机构应当为在家居住的严重精神障碍患者提供精神科基本药物维持治疗，并为社区康复机构提供有关精神障碍康复的技术指导和支持。

社区卫生服务机构、乡镇卫生院、村卫生室应当建立严重精神障碍患者的健康档案，对在家居住的严重精神障碍患者进行定期随访，指导患者服药和开展康复训练，并对患者的监护人进行精神卫生知识和看护知识的培训。县级人民政府卫生行政部门应当为社区卫生服务机构、乡镇卫生院、村卫生室开展上述工作给予指导和培训。

第五十六条　村民委员会、居民委员会应当为生活困难的精神障碍患者家庭提供帮助，并向所在地乡镇人民政府或者街道办事处以及县级人民政府有关部门反映患者及其家庭的情况和要求，帮助其解决实际困难，为患者融入社会创造条件。

第五十七条　残疾人组织或者残疾人康复机构应当根据精神障碍患者康复的需要，组织患者参加康复活动。

第五十八条　用人单位应当根据精神障碍患者的实际情况，安排患者从事力所能及的工作，保障患者享有同等待遇，安排患者参加必要的职业技能培训，提高患者的就业能力，为患者创造适宜的工作环境，对患者在工作中取得的成绩予以鼓励。

第五十九条　精神障碍患者的监护人应当协助患者进行生活自理能力和社会适应能力等方面的康复训练。

精神障碍患者的监护人在看护患者过程中需要技术指导的，社区卫生服务机构或者乡镇卫生院、村卫生室、社区康复机构应当提供。

第五章　保障措施

第六十条　县级以上人民政府卫生行政部门会同有关部门依据国民经济和社会发展规划的要求，制定精神卫生工作规划并组织实施。

精神卫生监测和专题调查结果应当作为制定精神卫生工作规划的依据。

第六十一条　省、自治区、直辖市人民政府根据本行政区域的实际情况，统筹规划，整合资源，建设和完善精神卫生服务体系，加强精神障碍预防、治疗和康复服务能力建设。

县级人民政府根据本行政区域的实际情况，统筹规划，建立精神障碍患者社区康复机构。

县级以上地方人民政府应当采取措施，鼓励和支持社会力量举办从事精神障碍诊断、治疗的医疗机构和精神障碍患者康复机构。

第六十二条　各级人民政府应当根据精神卫生工作需要，加大财政投入力度，保障精神卫生工作所需经费，将精神卫生工作经费列入本级财政预算。

第六十三条　国家加强基层精神卫生服务体系建设，扶持贫困地区、边远地区的精神卫生工作，保障城市社区、农村基层精神卫生工作所需经费。

第六十四条　医学院校应当加强精神医学的教学和研究，按照精神卫生工作的实际需要培养精神医学专门人才，为精神卫生工作提供人才保障。

第六十五条　综合性医疗机构应当按照国务院卫生行政部门的规定开设精神科门诊或者心理治疗门诊，提高精神障碍预防、诊断、治疗能力。

第六十六条　医疗机构应当组织医务人员学习精神卫生知识和相关法律、法规、政策。

从事精神障碍诊断、治疗、康复的机构应当定期组织医务人员、工作人员进行在岗培训，更新精神卫生知识。

县级以上人民政府卫生行政部门应当组织医务人员进行精神卫生知识培训，提高其识别精神障碍的能力。

第六十七条　师范院校应当为学生开设精神卫生课程；医学院校应当为非精神医学专业的学生开设精神卫生课程。

县级以上人民政府教育行政部门对教师进行上岗前和在岗培训，

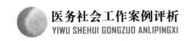

应当有精神卫生的内容，并定期组织心理健康教育教师、辅导人员进行专业培训。

第六十八条 县级以上人民政府卫生行政部门应当组织医疗机构为严重精神障碍患者免费提供基本公共卫生服务。

精神障碍患者的医疗费用按照国家有关社会保险的规定由基本医疗保险基金支付。医疗保险经办机构应当按照国家有关规定将精神障碍患者纳入城镇职工基本医疗保险、城镇居民基本医疗保险或者新型农村合作医疗的保障范围。县级人民政府应当按照国家有关规定对家庭经济困难的严重精神障碍患者参加基本医疗保险给予资助。人力资源社会保障、卫生、民政、财政等部门应当加强协调，简化程序，实现属于基本医疗保险基金支付的医疗费用由医疗机构与医疗保险经办机构直接结算。

精神障碍患者通过基本医疗保险支付医疗费用后仍有困难，或者不能通过基本医疗保险支付医疗费用的，民政部门应当优先给予医疗救助。

第六十九条 对符合城乡最低生活保障条件的严重精神障碍患者，民政部门应当会同有关部门及时将其纳入最低生活保障。

对属于农村五保供养对象的严重精神障碍患者，以及城市中无劳动能力、无生活来源且无法定赡养、抚养、扶养义务人，或者其法定赡养、抚养、扶养义务人无赡养、抚养、扶养能力的严重精神障碍患者，民政部门应当按照国家有关规定予以供养、救助。

前两款规定以外的严重精神障碍患者确有困难的，民政部门可以采取临时救助等措施，帮助其解决生活困难。

第七十条 县级以上地方人民政府及其有关部门应当采取有效措施，保证患有精神障碍的适龄儿童、少年接受义务教育，扶持有劳动能力的精神障碍患者从事力所能及的劳动，并为已经康复的人员提供就业服务。

国家对安排精神障碍患者就业的用人单位依法给予税收优惠，并在生产、经营、技术、资金、物资、场地等方面给予扶持。

第七十一条　精神卫生工作人员的人格尊严、人身安全不受侵犯，精神卫生工作人员依法履行职责受法律保护。全社会应当尊重精神卫生工作人员。

县级以上人民政府及其有关部门、医疗机构、康复机构应当采取措施，加强对精神卫生工作人员的职业保护，提高精神卫生工作人员的待遇水平，并按照规定给予适当的津贴。精神卫生工作人员因工致伤、致残、死亡的，其工伤待遇以及抚恤按照国家有关规定执行。

第六章　法律责任

第七十二条　县级以上人民政府卫生行政部门和其他有关部门未依照本法规定履行精神卫生工作职责，或者滥用职权、玩忽职守、徇私舞弊的，由本级人民政府或者上一级人民政府有关部门责令改正，通报批评，对直接负责的主管人员和其他直接责任人员依法给予警告、记过或者记大过的处分；造成严重后果的，给予降级、撤职或者开除的处分。

第七十三条　不符合本法规定条件的医疗机构擅自从事精神障碍诊断、治疗的，由县级以上人民政府卫生行政部门责令停止相关诊疗活动，给予警告，并处五千元以上一万元以下罚款，有违法所得的，没收违法所得；对直接负责的主管人员和其他直接责任人员依法给予或者责令给予降低岗位等级或者撤职、开除的处分；对有关医务人员，吊销其执业证书。

第七十四条　医疗机构及其工作人员有下列行为之一的，由县级以上人民政府卫生行政部门责令改正，给予警告；情节严重的，对直接负责的主管人员和其他直接责任人员依法给予或者责令给予降低岗位等级或者撤职、开除的处分，并可以责令有关医务人员暂停一个月以上六个月以下执业活动：

（一）拒绝对送诊的疑似精神障碍患者作出诊断的；

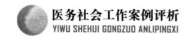

（二）对依照本法第三十条第二款规定实施住院治疗的患者未及时进行检查评估或者未根据评估结果作出处理的。

第七十五条　医疗机构及其工作人员有下列行为之一的，由县级以上人民政府卫生行政部门责令改正，对直接负责的主管人员和其他直接责任人员依法给予或者责令给予降低岗位等级或者撤职的处分；对有关医务人员，暂停六个月以上一年以下执业活动；情节严重的，给予或者责令给予开除的处分，并吊销有关医务人员的执业证书：

（一）违反本法规定实施约束、隔离等保护性医疗措施的；

（二）违反本法规定，强迫精神障碍患者劳动的；

（三）违反本法规定对精神障碍患者实施外科手术或者实验性临床医疗的；

（四）违反本法规定，侵害精神障碍患者的通讯和会见探访者等权利的；

（五）违反精神障碍诊断标准，将非精神障碍患者诊断为精神障碍患者的。

第七十六条　有下列情形之一的，由县级以上人民政府卫生行政部门、工商行政管理部门依据各自职责责令改正，给予警告，并处五千元以上一万元以下罚款，有违法所得的，没收违法所得；造成严重后果的，责令暂停六个月以上一年以下执业活动，直至吊销执业证书或者营业执照：

（一）心理咨询人员从事心理治疗或者精神障碍的诊断、治疗的；

（二）从事心理治疗的人员在医疗机构以外开展心理治疗活动的；

（三）专门从事心理治疗的人员从事精神障碍的诊断的；

（四）专门从事心理治疗的人员为精神障碍患者开具处方或者提供外科治疗的。

心理咨询人员、专门从事心理治疗的人员在心理咨询、心理治疗活动中造成他人人身、财产或者其他损害的，依法承担民事责任。

第七十七条　有关单位和个人违反本法第四条第三款规定，给精神障碍患者造成损害的，依法承担赔偿责任；对单位直接负责的主管人员和其他直接责任人员，还应当依法给予处分。

第七十八条　违反本法规定，有下列情形之一，给精神障碍患者或者其他公民造成人身、财产或者其他损害的，依法承担赔偿责任：

（一）将非精神障碍患者故意作为精神障碍患者送入医疗机构治疗的；

（二）精神障碍患者的监护人遗弃患者，或者有不履行监护职责的其他情形的；

（三）歧视、侮辱、虐待精神障碍患者，侵害患者的人格尊严、人身安全的；

（四）非法限制精神障碍患者人身自由的；

（五）其他侵害精神障碍患者合法权益的情形。

第七十九条　医疗机构出具的诊断结论表明精神障碍患者应当住院治疗而其监护人拒绝，致使患者造成他人人身、财产损害的，或者患者有其他造成他人人身、财产损害情形的，其监护人依法承担民事责任。

第八十条　在精神障碍的诊断、治疗、鉴定过程中，寻衅滋事，阻挠有关工作人员依照本法的规定履行职责，扰乱医疗机构、鉴定机构工作秩序的，依法给予治安管理处罚。

违反本法规定，有其他构成违反治安管理行为的，依法给予治安管理处罚。

第八十一条　违反本法规定，构成犯罪的，依法追究刑事责任。

第八十二条　精神障碍患者或者其监护人、近亲属认为行政机关、医疗机构或者其他有关单位和个人违反本法规定侵害患者合法权益的，可以依法提起诉讼。

第七章　附　　则

第八十三条　本法所称精神障碍，是指由各种原因引起的感知、

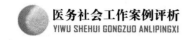

情感和思维等精神活动的紊乱或者异常，导致患者明显的心理痛苦或者社会适应等功能损害。

本法所称严重精神障碍，是指疾病症状严重，导致患者社会适应等功能严重损害、对自身健康状况或者客观现实不能完整认识，或者不能处理自身事务的精神障碍。

本法所称精神障碍患者的监护人，是指依照民法通则的有关规定可以担任监护人的人。

第八十四条 军队的精神卫生工作，由国务院和中央军事委员会依据本法制定管理办法。

第八十五条 本法自 2013 年 5 月 1 日起施行。

全国精神卫生工作规划 (2015—2020 年)

精神卫生是影响经济社会发展的重大公共卫生问题和社会问题。加强精神卫生工作，是深化医药卫生体制改革、维护和增进人民群众身心健康的重要内容，是全面推进依法治国、创新社会治理、促进社会和谐稳定的必然要求，对于建设健康中国、法治中国、平安中国具有重要意义。为深入贯彻落实《中华人民共和国精神卫生法》和《中共中央 国务院关于深化医药卫生体制改革的意见》，加强精神障碍的预防、治疗和康复工作，推动精神卫生事业全面发展，制定本规划。

一、规划背景

党和政府高度重视精神卫生工作，先后采取一系列政策措施，推动精神卫生事业发展。特别是"十二五"期间，精神卫生工作作为保障和改善民生以及加强和创新社会管理的重要举措，被列入国民经济和社会发展总体规划。在党中央、国务院的重视与支持下，有关部门加强协作，围绕《中华人民共和国精神卫生法》的贯彻落实，组织实施精神卫生防治体系建设与发展规划，安排资金改扩建精神卫生专业机构，改善精神障碍患者就医条件，通过基本公共卫生服务项目和重大公共卫生专项支持各地开展严重精神障碍患者管理服务，将严重精神障碍纳入城乡居民大病保险、重大疾病保障及城乡医疗救助制度范围，依法依规对不负刑事责任的精神障碍患者实施强制医疗，积极开展复员退伍军人、流浪乞讨人员、"三无"（无劳动能力、无生活来源

167

且无法定赡养、抚养、扶养义务人，或者其法定赡养、抚养、扶养义务人无赡养、抚养、扶养能力）人员中精神障碍患者救治救助。各地认真贯彻党中央、国务院部署要求，落实政府责任，完善保障机制，强化工作措施，深入开展严重精神障碍管理治疗工作，取得了显著成效，各级精神卫生工作政府领导与部门协调机制逐步建立，全国精神卫生防治体系和服务网络基本形成。截至 2014 年底，全国已登记在册严重精神障碍患者 430 万人，其中 73.2% 的患者接受了基层医疗卫生机构提供的随访管理及康复指导服务。

随着经济社会快速发展，生活节奏明显加快，心理应激因素日益增加，焦虑症、抑郁症等常见精神障碍及心理行为问题逐年增多，心理应激事件及精神障碍患者肇事肇祸案（事）件时有发生，老年痴呆症、儿童孤独症等特定人群疾病干预亟需加强，我国精神卫生工作仍然面临严峻挑战。

目前，我国精神卫生服务资源十分短缺且分布不均，全国共有精神卫生专业机构 1650 家，精神科床位 22.8 万张，精神科医师 2 万多名，主要分布在省级和地市级，精神障碍社区康复体系尚未建立。部分地区严重精神障碍患者发现、随访、管理工作仍不到位，监护责任难以落实，部分贫困患者得不到有效救治，依法被决定强制医疗和有肇事肇祸行为的患者收治困难。公众对焦虑症、抑郁症等常见精神障碍和心理行为问题认知率低，社会偏见和歧视广泛存在，讳疾忌医多，科学就诊少。总体上看，我国现有精神卫生服务能力和水平远不能满足人民群众的健康需求及国家经济建设和社会管理的需要。世界卫生组织《2013—2020 年精神卫生综合行动计划》提出，心理行为问题在世界范围内还将持续增多，应当引起各国政府的高度重视。

二、总体要求

（一）指导思想

以邓小平理论、"三个代表"重要思想、科学发展观为指导，深入贯彻党的十八大和十八届二中、三中、四中全会精神，认真实施《中华人民共和国精神卫生法》，按照党中央、国务院部署要求，以健全服务体系为抓手，以加强患者救治管理为重点，以维护社会和谐为导向，统筹各方资源，完善工作机制，着力提高服务能力与水平，健全患者救治救助制度，保障患者合法权益，维护公众身心健康，推动精神卫生事业全面发展。

（二）总体目标

到2020年，普遍形成政府组织领导、各部门齐抓共管、社会组织广泛参与、家庭和单位尽力尽责的精神卫生综合服务管理机制。健全完善与经济社会发展水平相适应的精神卫生预防、治疗、康复服务体系，基本满足人民群众的精神卫生服务需求。健全精神障碍患者救治救助保障制度，显著减少患者重大肇事肇祸案（事）件发生。积极营造理解、接纳、关爱精神障碍患者的社会氛围，提高全社会对精神卫生重要性的认识，促进公众心理健康，推动社会和谐发展。

（三）具体目标

到2020年：

1. 精神卫生综合管理协调机制更加完善。省、市、县三级普遍建立精神卫生工作政府领导与部门协调机制。70%的乡镇（街道）建立由综治、卫生计生、公安、民政、司法行政、残联、老龄等单位参与的精神卫生综合管理小组。

2. 精神卫生服务体系和网络基本健全。健全省、市、县三级精神卫生专业机构，服务人口多且地市级机构覆盖不到的县（市、区）可根据需要建设精神卫生专业机构，其他县（市、区）至少在一所符合条件的综合性医院设立精神科。积极探索通过政府购买服务方式鼓励社会力量参与相关工作。

3. 精神卫生专业人员紧缺状况得到初步缓解。全国精神科执业（助理）医师数量增加到4万名。东部地区每10万人口精神科执业

（助理）医师数量不低于 3.8 名，中西部地区不低于 2.8 名。基层医疗卫生机构普遍配备专职或兼职精神卫生防治人员。心理治疗师、社会工作师基本满足工作需要，社会组织及志愿者广泛参与精神卫生工作。

4. 严重精神障碍救治管理任务有效落实。掌握严重精神障碍患者数量，登记在册的严重精神障碍患者管理率达到 80% 以上，精神分裂症治疗率达到 80% 以上，符合条件的贫困严重精神障碍患者全部纳入医疗救助，患者肇事肇祸案（事）件特别是命案显著减少，有肇事肇祸行为的患者依法及时得到强制医疗或住院治疗。

5. 常见精神障碍和心理行为问题防治能力明显提升。公众对抑郁症等常见精神障碍的认识和主动就医意识普遍提高，医疗机构识别抑郁症的能力明显提升，抑郁症治疗率在现有基础上提高 50%。各地普遍开展抑郁症等常见精神障碍防治，每个省（区、市）至少开通 1 条心理援助热线电话，100% 的省（区、市）、70% 的市（地、州、盟）建立心理危机干预队伍；发生突发事件时，均能根据需要及时、科学开展心理援助工作。

6. 精神障碍康复工作初具规模。探索建立精神卫生专业机构、社区康复机构及社会组织、家庭相互支持的精神障碍社区康复服务体系。70% 以上的县（市、区）设有精神障碍社区康复机构或通过政府购买服务等方式委托社会组织开展康复工作。在开展精神障碍社区康复的县（市、区），50% 以上的居家患者接受社区康复服务。

7. 精神卫生工作的社会氛围显著改善。医院、学校、社区、企事业单位、监管场所普遍开展精神卫生宣传及心理卫生保健。城市、农村普通人群心理健康知识知晓率分别达到 70%、50%。高等院校普遍设立心理咨询与心理危机干预中心（室）并配备专职教师，中小学设立心理辅导室并配备专职或兼职教师，在校学生心理健康核心知识知晓率达到 80%。

三、策略与措施

（一）全面推进严重精神障碍救治救助

加强患者登记报告。各级卫生计生、综治、公安、民政、司法行政、残联等单位要加强协作，全方位、多渠道开展严重精神障碍患者日常发现登记和发病报告。村（居）民委员会要积极发现辖区内的疑似精神障碍患者，可应其家属请求协助其就医。具有精神障碍诊疗资质的医疗机构要落实严重精神障碍发病报告管理制度，按要求报告确诊的严重精神障碍患者。基层医疗卫生机构发现辖区内的确诊严重精神障碍患者要及时登记，并录入国家严重精神障碍信息管理系统。

做好患者服务管理。各地要按照"应治尽治、应管尽管、应收尽收"的要求，积极推行"病重治疗在医院，康复管理在社区"的服务模式，对于急性期和病情不稳定的患者，基层医疗卫生机构要及时转诊到精神卫生专业机构进行规范治疗，病情稳定后回到村（社区）接受精神科基本药物维持治疗。各级综治组织应当协调同级相关部门，推动乡镇（街道）建立精神卫生综合管理小组，动员社区组织、患者家属参与居家患者管理。基层医疗卫生机构要按照国家基本公共卫生服务规范要求，为辖区内严重精神障碍患者建立健康档案，提供随访管理、危险性评估、服药指导等服务。基层医务人员、民警、民政干事、综治干部、网格员、残疾人专职委员等要协同随访病情不稳定患者，迅速应对突发事件苗头，协助患者及其家属解决治疗及生活中的难题。各级政府及相关部门要研究建立肇事肇祸精神障碍患者收治管理机制，畅通有肇事肇祸行为或危险的严重精神障碍患者收治渠道，设立应急医疗处置"绿色通道"，并明确经费来源及其他保障措施。中央财政继续通过重大公共卫生专项对各地严重精神障碍管理治疗工作予以支持。

落实救治救助政策。各地要做好基本医疗保险、城乡居民大病保险、医疗救助、疾病应急救助等制度的衔接，发挥整合效应，逐步提

171

高精神障碍患者医疗保障水平。对于符合条件的贫困患者，要按照有关规定，资助其参加基本医疗保险并对其难以负担的基本医疗费用给予补助。对于无法查明身份患者所发生的急救费用和身份明确但无力缴费患者所拖欠的急救费用，要按照有关规定，先由责任人、工伤保险和基本医疗保险等各类保险，以及医疗救助基金、道路交通事故社会救助基金等渠道支付；无上述渠道或上述渠道费用支付有缺口时，由疾病应急救助基金给予补助。对于因医保统筹地区没有符合条件的精神卫生专业机构而转诊到异地就医的患者，医保报销比例应当按照参保地政策执行。民政、卫生计生、人力资源社会保障、财政等部门要研究完善符合精神障碍诊疗特点的社会救助制度，做好贫困患者的社会救助工作。对于符合最低生活保障条件的，各级民政部门要及时纳入低保；对于不符合低保条件但确有困难的，或获得最低生活保障后生活仍有困难的，应当通过临时救助等措施帮助其解决基本生活困难。

完善康复服务。各地要逐步建立健全精神障碍社区康复服务体系，大力推广社会化、综合性、开放式的精神障碍和精神残疾康复工作模式，建立完善医疗康复和社区康复相衔接的服务机制，加强精神卫生专业机构对社区康复机构的技术指导。研究制定加快精神卫生康复服务发展的政策意见，完善精神卫生康复服务标准和管理规范。加强复员退伍军人、特困人员、低收入人员、被监管人员等特殊群体中精神障碍患者的康复服务保障。随着保障能力的提升，逐步扩大基本医疗保险对符合条件的精神障碍治疗性康复服务项目的支付范围。开展精神障碍社区康复机构示范性项目建设，促进社区康复机构增点拓面，通过政府购买服务鼓励和引导社会资源提供精神障碍社区康复服务，促进精神障碍患者回归社会。

（二）逐步开展常见精神障碍防治

各级各类医疗卫生机构要开展医务人员精神障碍相关知识与技能培训，高等院校要加强对其心理咨询机构工作人员和学生工作者相关知识与技能培训，对就诊或求助者中的疑似精神障碍患者及时提供就医指导或转诊服务。精神卫生专业机构要建立会诊、转诊制度，指导其他医疗机构正确识别并及时转诊疑似精神障碍患者；要按照精神障碍分类及诊疗规范，提供科学规范合理的诊断与治疗服务，提高患者治疗率。各地要将抑郁症、儿童孤独症、老年痴呆症等常见精神障碍作为工作重点，关注妇女、儿童、老年人、职业人群的心理行为问题，探索适合本地区实际的常见精神障碍防治模式，鼓励有条件的地区为抑郁症患者提供随访服务。充分发挥中医药的作用，加强中医医疗机构精神类临床科室能力建设，鼓励中医专业人员开展常见精神障碍及心理行为问题防治和研究。

（三）积极开展心理健康促进工作

各地要依法将心理援助内容纳入地方各级政府突发事件应急预案，依托现有精神科医师、心理治疗师、社会工作师和护士，分级组建突发事件心理危机干预队伍，定期开展培训和演练，发生突发事件后及时组织开展心理援助。鼓励、支持社会组织提供规范的心理援助服务信息，引导其有序参与灾后心理援助。具备条件的城市要依托12320热线及精神卫生专业机构建设心理援助热线和网络平台，向公众提供心理健康公益服务。精神卫生专业机构应当配备心理治疗人员，为精神障碍患者及高危人群提供专业的心理卫生服务。综合性医院及其他专科医院要对就诊者进行心理健康指导，基层医疗卫生机构要向辖区内居民提供心理健康指导。各级各类学校应当设置心理健康教育机构并配备专职人员，建立学生心理健康教育工作机制，制订校园突发危机事件处理预案。高等院校要与精神卫生专业机构建立稳定的心理危机干预联动协调机制，并设立心理健康教育示范中心。用人单位应当将心理健康知识纳入岗前和岗位培训，创造有益于职工身心健康的工作环境。监狱、看守所、拘留所、强制隔离戒毒所等要加强对被监管人员的心理咨询和心理辅导。

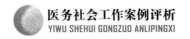

（四）着力提高精神卫生服务能力

加强机构能力建设。"十三五"期间，国家有关部门重点支持各地提高基层精神卫生服务能力。各地要充分利用现有资源，大力加强县级精神卫生专业机构和精神障碍社区康复机构服务能力建设。各级卫生计生部门要委托同级精神卫生专业机构承担精神卫生技术管理和指导职能，负责医疗、预防、医学康复、健康教育、信息收集、培训和技术指导等工作。暂无精神卫生专业机构的地区，卫生计生部门要委托上一级或邻近地区精神卫生专业机构承担技术指导任务，并指定同级疾病预防控制机构负责相关业务管理。要鼓励社会资本举办精神卫生专业机构和社区康复机构，并通过政府购买服务发挥其在精神卫生防治管理工作中的作用。尚未建立强制医疗所的省（区、市），当地政府应当指定至少一所精神卫生专业机构履行强制医疗职能，并为其正常运转提供必要保障。

加强队伍建设。各地要建立健全精神卫生专业队伍，合理配置精神科医师、护士、心理治疗师，探索并逐步推广康复师、社会工作师和志愿者参与精神卫生服务的工作模式。各级精神卫生专业机构要按照区域内人口数及承担的精神卫生防治任务配置公共卫生人员，确保预防工作落实。每个基层医疗卫生机构至少配备1名专职或兼职人员承担严重精神障碍患者服务管理任务。教育部门要加强精神医学、应用心理学、社会工作学等精神卫生相关专业的人才培养工作；鼓励有条件的地区和高等院校举办精神医学本科专业；在医学教育中保证精神病学、医学心理学等相关课程的课时。卫生计生部门要加强精神科住院医师规范化培训、精神科护士培训；开展在精神科从业但执业范围为非精神卫生专业医师的变更执业范围培训，以及县级综合医院和乡镇卫生院（社区卫生服务中心）中临床类别执业医师或全科医师增加精神卫生执业范围的上岗培训。开展中医类别医师精神障碍防治培训，鼓励基层符合条件的精神卫生防治人员取得精神卫生执业资格。制订支持心理学专业人员在医疗机构从事心理治疗工作的政策，卫生计生、人力资源社会保障部门共同完善心理治疗人员职称评定办法。落实国家对精神卫生工作人员的工资待遇政策，提高其待遇水平，稳定精神卫生专业队伍。

（五）逐步完善精神卫生信息系统

国家有关部门将精神卫生纳入全民健康保障信息化工程。省级卫生计生部门要统筹建设本地区精神卫生信息系统，并使其逐步与居民电子健康档案、电子病历和全员人口数据库对接。承担精神卫生技术管理与指导任务的机构要做好严重精神障碍患者信息审核、分析等，定期形成报告，为相关部门决策提供依据。各地应当逐级建立卫生计生、综治、公安、民政、人力资源社会保障、司法行政、残联等单位的严重精神障碍患者信息共享机制，重视并加强患者信息及隐私保护工作。要依法建立精神卫生监测网络，基本掌握精神障碍患者情况和精神卫生工作信息，有条件的地区每 5 年开展一次本地区精神障碍流行病学调查。

（六）大力开展精神卫生宣传教育

各地要将宣传教育摆到精神卫生工作的重要位置。宣传部门要充分发挥传统媒体和新媒体作用，广泛宣传"精神疾病可防可治，心理问题及早求助，关心不歧视，身心同健康"等精神卫生核心知识，以及患者战胜疾病、回归社会的典型事例，引导公众正确认识精神障碍和心理行为问题，正确对待精神障碍患者。要规范对有关肇事肇祸案（事）件的报道，未经鉴定避免使用"精神病人"称谓进行报道，减少负面影响。教育、司法行政、工会、共青团、妇联、老龄等单位要针对学生、农村妇女和留守儿童、职业人群、被监管人员、老年人等重点人群分别制订宣传教育策略，有针对性地开展心理健康教育活动。各级卫生计生部门要组织医疗卫生机构开展多种形式的精神卫生宣传，增进公众对精神健康及精神卫生服务的了解，提高自我心理调适能力。

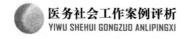

四、保障措施

（一）加强政府领导

各地要认真贯彻实施《中华人民共和国精神卫生法》，将精神卫生工作纳入当地国民经济和社会发展总体规划，制订年度工作计划和实施方案。建立完善精神卫生工作政府领导和部门协调机制。充分发挥基层综合服务管理平台作用，统筹规划，整合资源，切实加强本地区精神卫生服务体系建设。要将精神卫生有关工作作为深化医药卫生体制改革的重点内容，统筹考虑精神障碍患者救治救助、专业人才培养、专业机构运行保障等，推动精神卫生事业持续、健康、稳定发展。

（二）落实部门责任

各有关部门要按照《中华人民共和国精神卫生法》规定及相关政策要求，切实履行责任，形成工作合力，确保工作落到实处。综治组织要发挥综合治理优势，推动精神卫生工作重点、难点问题的解决。各级综治组织要加强调查研究、组织协调和督导检查，将严重精神障碍患者救治救助工作纳入社会治安综合治理（平安建设）考评，加大检查考核力度，对因工作不重视、监督不到位、救治不及时，导致发生已登记严重精神障碍患者肇事肇祸重大案（事）件的，严肃追究相关责任人和部门的责任。发展改革、卫生计生、公安、民政、司法行政等部门要按照"应治尽治、应管尽管、应收尽收"的要求，切实加强精神卫生防治网络建设。综治、卫生计生、公安、民政、司法行政、残联等单位要强化协作，进一步完善严重精神障碍防治管理与康复服务机制。发展改革、卫生计生、人力资源社会保障等部门要加强对包括精神障碍在内的医疗服务价格形成机制的研究与指导。民政部门要会同残联、发展改革、卫生计生、财政等单位探索制订支持精神障碍患者康复服务工作发展的保障政策，加强康复服务机构管理，不断提高康复服务规范化、专业化水平。各级残联组织要认真贯彻落实《中华人民共和国残疾人保障法》

有关规定和中国残疾人事业发展纲要提出的精神残疾防治康复工作要求，推行有利于精神残疾人参与社会生活的开放式管理模式，依法保障精神残疾人的合法权益。卫生计生、人力资源社会保障、工商行政管理等部门要加强研究论证，探索心理咨询机构的管理模式，制订发展和规范心理咨询机构的相关政策。

（三）保障经费投入

各级政府要将精神卫生工作经费列入本级财政预算，根据精神卫生工作需要，加大财政投入力度，保障精神卫生工作所需经费，并加强对任务完成情况和财政资金使用绩效的考核，提高资金使用效益。各地要扎实推进基本公共卫生服务项目和严重精神障碍管理治疗工作，落实政府对精神卫生专业机构的投入政策。要建立多元化资金筹措机制，积极开拓精神卫生公益性事业投融资渠道，鼓励社会资本投入精神卫生服务和社区康复等领域。

（四）加强科学研究

各地区、各有关部门及研究机构要围绕精神卫生工作的发展要求，针对精神分裂症等重点疾病，以及儿童青少年、老年人等重点人群的常见、多发精神障碍和心理行为问题，开展基础和临床应用性研究。重点研发精神障碍早期诊断技术以及精神科新型药物和心理治疗等非药物治疗适宜技术。加强精神障碍流行病学调查、精神卫生法律与政策等软科学研究，为精神卫生政策制订与法律实施提供科学依据。促进精神障碍和心理行为问题的生物、心理、社会因素综合研究和相关转化医学研究。加强国际交流，吸收、借鉴和推广国际先进科学技术及成功经验，及时将国内外相关研究成果应用于精神卫生工作实践。

五、督导与评估

卫生计生委要会同有关部门制订规划实施分工方案，相关部门各负其责，共同组织本规划实施。各级政府要对规划实施进展、质量和

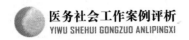

成效进行督导与评估,将规划重点任务落实情况作为政府督查督办重要事项,并将结果作为对下一级政府绩效考核的重要内容。2017年,卫生计生委会同相关部门对规划实施情况进行中期考核;2020年,组织开展规划实施的终期效果评估。